I0051915

COURS

MUNICIPAL

D'HYGIÈNE PUBLIQUE

FAIT A LIMOGES

PAR

LE Dr J.-A. MANDON

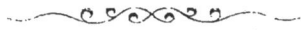

LIMOGES

TYPOGRAPHIE CHATRAS ET COMP^{ie}, RUE TURGOT, 6

—

1869

COURS MUNICIPAL
D'HYGIÈNE PUBLIQUE

FAIT A LIMOGES

PAR

Le Dr J.-A. MANDON

—

1869

Tc 40 65

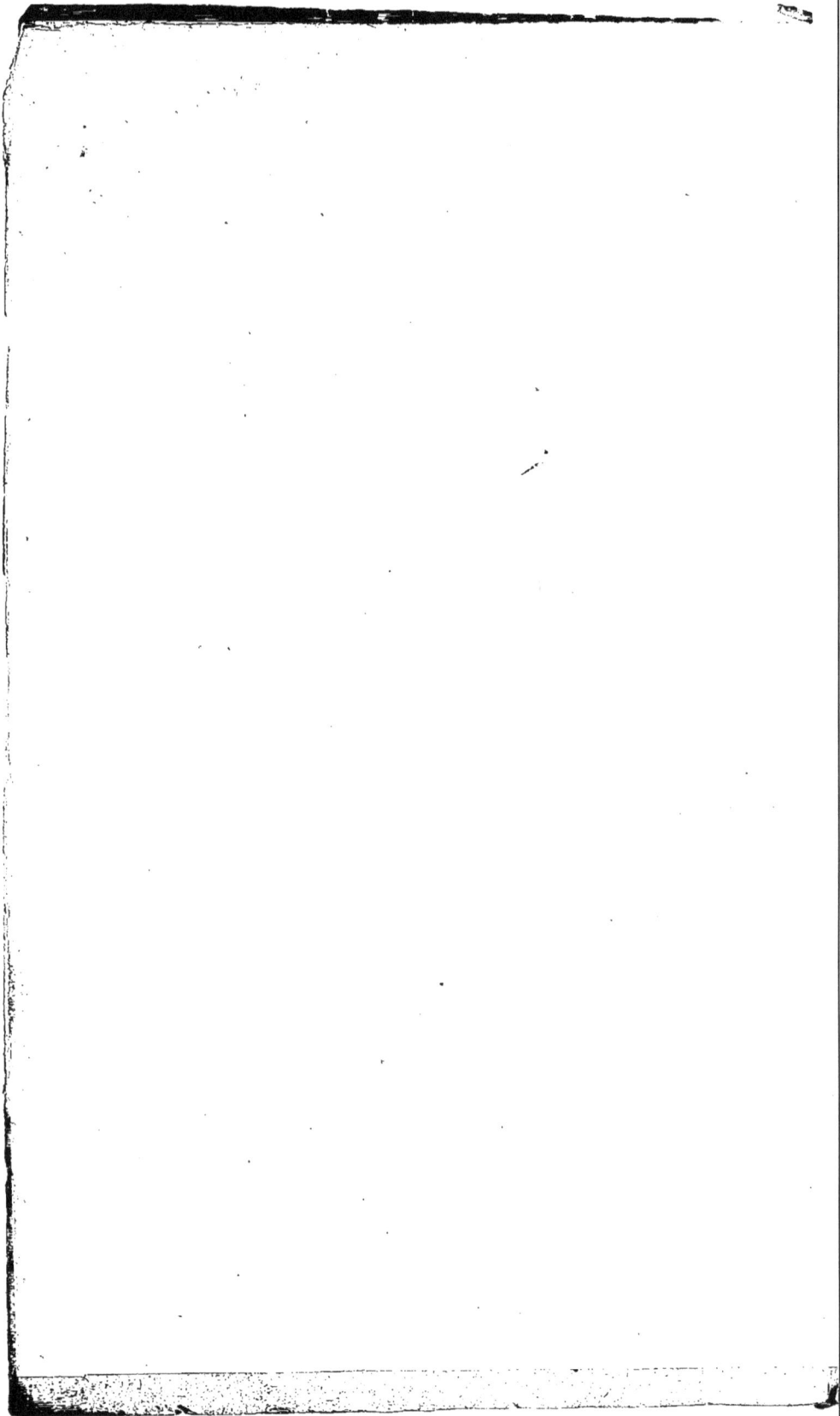

COURS

MUNICIPAL

D'HYGIÈNE PUBLIQUE

FAIT A LIMOGES

PAR

LE Dr J.-A. MANDON

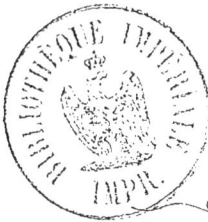

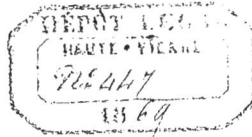

BIBLIOTHÈQUE IMPÉRIALE IMPR.

DÉPÔT LÉGAL
HEUTE-VIENNE
No 447
1869

LIMOGES

TYPOGRAPHIE CHATRAS ET COMPie, RUE TURGOT, 6

—

1869

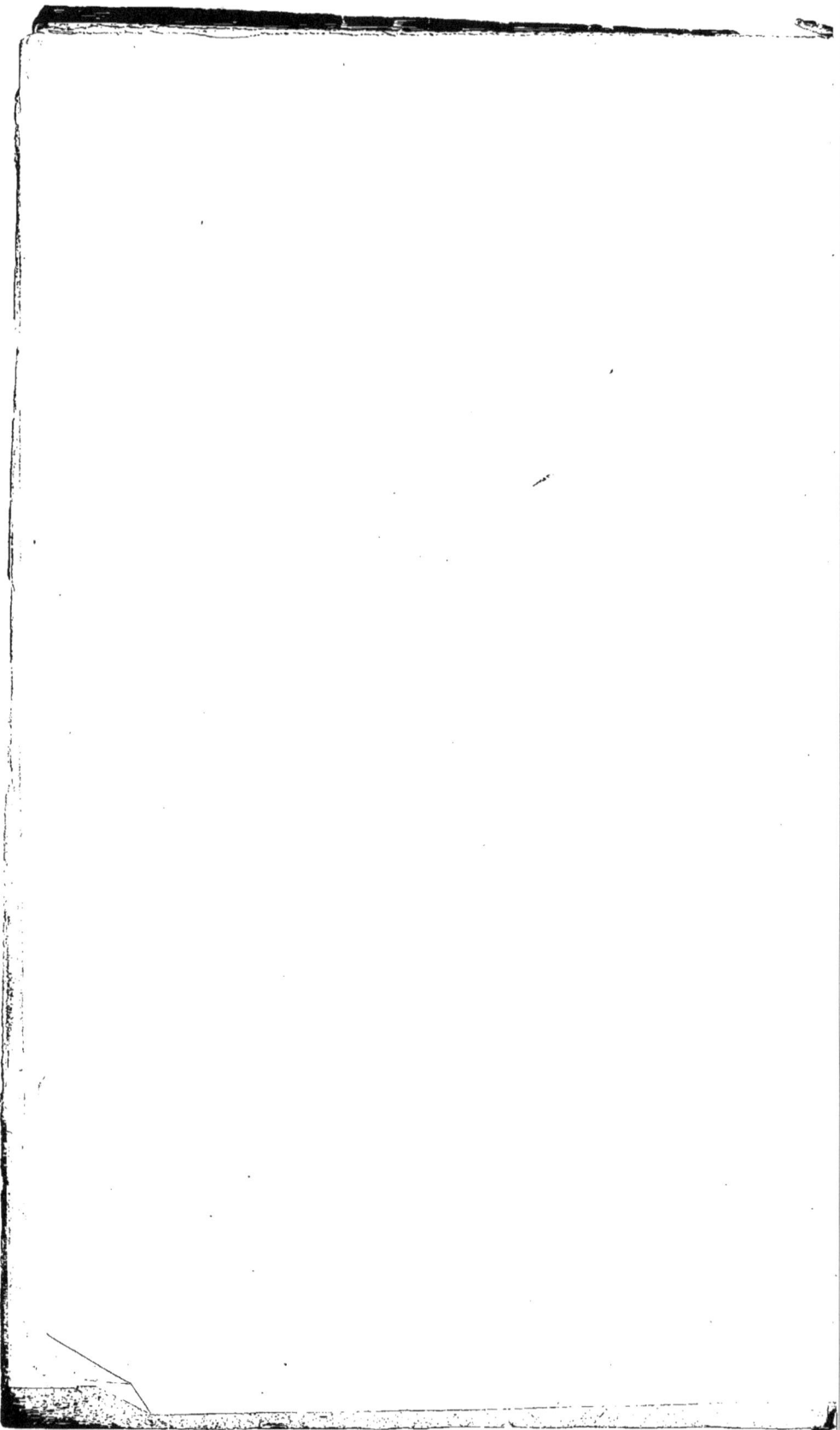

PRÉFACE

Les bons livres n'ont pas besoin de préface. « Je ne
» demande point de protection pour ce livre, dit Montes-
» quieu (1); on le lira s'il est bon, et, s'il est mauvais, je
« ne me soucie pas qu'on le lise. »

Il faut distinguer : dans tout ouvrage il y a la matière et
l'artiste; on ne saurait nier la valeur de la matière de l'hygiène; n'en est-il pas ainsi de tout hygiéniste?

Heureusement, quel que soit le talent d'un fleuriste,
fût-il absolument privé de goût, les fleurs n'en seraient
pas moins belles. Ainsi du joaillier et des pierres précieu-
ses; ainsi de l'hygiéniste et de l'hygiène.

A l'encontre de Montesquieu, j'écris donc une préface,
précisément parce que je n'ai pas son sauf-conduit. Les
grands hommes, en effet, parlent d'or. Il y a de petits
écrivains qui, les prenant au mot, et qui, croyant copier
de bons modèles, empruntent au génie ce qui ne sied qu'au

_____

(1) Introduction des _Lettres persanes._

génie, et qui, chez d'autres, est ridicule. De même, certaines personnes se mettaient des mouches au visage, quand c'était la mode, et s'enlaidissaient, croyant s'embellir. Elles étaient dupes d'une erreur pareille.

La beauté de *Vénus* peut supporter une tache qui sera chez elle un grain de beauté, mais qui chez une autre est un grain de laideur.

Ce sont précisément les taches ou imperfections de ce livre qui m'autorisent à les confesser, afin qu'on ne m'accuse pas d'avoir eu l'illusion de les prendre pour des grains de beauté.

Après cette confession, je réclame du public le bénéfice des circonstances atténuantes, en raison de la difficulté de ma tâche. Je l'ai, sans doute, librement acceptée; elle a même été pour moi un honneur, mais, encore, n'était-elle pas moins lourde, surtout à cause du peu de temps qui m'était accordé pour l'accomplir.

J'ajoute : si le lecteur veut bien croire que j'ai fait tout mon possible pour être digne d'une mission si haute et si délicate que de se faire le conseiller et le censeur de ses compatriotes, sa critique sera, peut-être, moins sévère, à cause de mon zèle et de ma témérité même.

J'ai assez parlé des habitudes et de la routine, pour ne pas me faire illusion sur les résultats pratiques d'un tel enseignement; mais n'aurais-je accompli qu'un devoir, corrigé qu'un ivrogne (si la chose est possible), et, comme je l'ai dit ailleurs, prévenu qu'un rhume ou une colique, mon travail n'aurait pas été tout à fait inutile.

Et puis, n'importe-t-il pas à tout le monde de savoir un peu d'hygiène, d'avoir quelque idée exacte de l'homme et de ses rapports avec la terre et ses habitants, et avec l'air, le ciel et leurs bonnes ou mauvaises influences?

De telles notions ne fussent-elles que théoriques et n'eussent-elles ajouté qu'une vérité et redressé qu'une erreur chez une seule personne, encore une fois ce ne serait pas un résultat méprisable.

Il est si difficile de faire quelque bien et, surtout, d'avoir la certitude de l'avoir fait !

Du reste, si le devoir m'est imposé d'être modeste, je n'ai pas le droit de parler légèrement de ce cours sans blesser le public. Je lui offre ces pages qu'il m'a inspirées et que j'ai écrites, pour ainsi dire, en collaboration avec lui, et le remercie non-seulement des vives sympathies qu'il m'a témoignées, mais du sérieux intérêt qu'il a pris à un sujet qui passe pour aride entre tous.

Le banal et la science académique semblaient des barrières insurmontables. Je me suis appliqué à les lever l'une et l'autre afin d'être plus près et mieux entendu de mes auditeurs et de mes lecteurs. Je ne sais jusqu'à quel point j'ai réussi à vaincre ces deux obstacles, mais les témoignages que j'ai reçus m'encouragent fort à continuer d'élever un peu les questions, sans négliger leur côté pratique.

On ne m'a pas reproché d'avoir indiqué quels liens unissent la morale et l'hygiène, et d'avoir montré que l'hygiène générale n'est autre chose qu'un des principaux rameaux de l'économie politique.

Personne, en effet, ne saurait méconnaître que si l'économie sociale s'occupe plus particulièrement des produits de l'activité humaine, et des rapports et internationaux, elle suppose, sous peine de lacunes regrettables et d'erreurs inévitables, elle suppose, dis-je, des notions hygiéniques la connaissance de l'homme physique et moral, la science des lois de la santé et des moyens d'éloigner les causes qui peuvent l'altérer.

L'hygiène enveloppe réellement toute la science de

l'homme, et ce n'est pas sans artifice qu'on en fait une étude spéciale et exclusive.

Toute industrie qui repose sur un mécanisme et un agent à vapeur ou hydraulique, a besoin d'un mécanicien et d'un ingénieur; tel est le rôle de l'hygiéniste dans l'espèce humaine : il est le mécanicien et l'ingénieur des outils de travail physique et intellectuel, qu'on appelle les hommes.

COURS

MUNICIPAL

D'HYGIÈNE PUBLIQUE

––––––––— ∘∘∘∘⟨⊗⟩∘∘∘∘ —–—– - -

Introduction à l'Hygiène.

Je serais téméraire et manquerais, en quelque sorte, au respect que je vous dois, si je prétendais improviser devant vous une introduction à l'hygiène. On n'improvise pas les principes des sciences. Quand on les connaît, on les expose de mémoire ou on en fait la lecture; j'ai cru qu'il valait mieux, pour vous et pour moi, prendre ce dernier parti. Je désire et j'espère pouvoir faire ces leçons sans le secours de la lecture, et votre bienveillance ferait, dès ce moment, tomber ces feuilles de mes mains, si elles ne contenaient que la matière ordinaire de l'hygiène. Mais je ne suis ni professeur d'histoire, ni assez fort en philosophie pour vous parler de choses si délicates sans les avoir écrites.

L'hygiène se définit par le but qu'elle se propose : or, elle se propose, comme son nom l'indique, de conserver la santé des individus, des populations et de l'espèce. Telle est, à la fois, la définition de l'hygiène privée et de l'hygiène publique.

Son histoire, aussi vaste que la science de l'homme, est étroitement liée à celle de la médecine dont elle est l'indispensable auxiliaire. Elle complète et continue l'œuvre de la thérapeutique, en mêlant ses propres agents aux remèdes, qu'elle rend souvent inutiles, quand ses préceptes sont rigoureusement observés.

Partout et toujours on a fait de l'hygiène. Elle a ses racines dans l'instinct de conservation. Science instinctive et universelle, il n'en est pas de plus légitime et d'une plus haute utilité. — Elle eut pour interprètes les législateurs politiques et religieux, au temps où les connaissances humaines pouvaient se résumer dans un homme. Mais, après les Lycurgue et les Moïse, l'hygiène dégagea sa personnalité. Grâce à Hippocrate, elle conquit son autonomie, eut son code et ses frontières, sortit enfin de ses langes, et reposa sur des principes rationnels et scientifiques.

L'hygiène, comme la plupart des sciences, a traversé les trois âges par lesquels passe nécessairement l'esprit humain, et a subi plus ou moins exclusivement les règnes de l'instinct, de l'empirisme ou de l'expérience, et de la philosophie ou de la raison.

Comme l'hygiène étudie principalement l'influence des climats sur l'homme, nous préférons à toute autre classification celle qu'impose la nature même du sujet que nous traitons. Nous prendrons les peuples dans leurs milieux et dans l'ordre à peu près où ils sont disposés autour du bassin de la Méditerranée, ordre préférable à tout autre, puisqu'il a non-seulement le lien géographique, mais le lien des rapports pacifiques ou hostiles qui sont la matière même de leur histoire.

L'histoire de l'hygiène des Egyptiens, des Hébreux, des Grecs et des Romains montre la santé publique prise en tutelle par les prêtres et les législateurs, revêtus du sacerdoce de pasteurs des peuples, sacerdoce qu'ambitionnèrent et remplirent après eux, à leur manière, les philosophes et les savants. Tels ont été les représentants de l'hygiène publique depuis l'antiquité jusqu'à la renaissance.

Privés d'organe ou méthode scientifique, les premiers et vrais disciples d'Epicure, les stoïciens, les chrétiens eux-mêmes visèrent plus à l'hygiène de l'âme qu'à celle du corps. Une réaction devait

être la conséquence de cet oubli ou de cette ignorance de la véritable nature de l'homme. Aussi
vit-on les préceptes d'une volupté morale trop
idéale engendrer, par une apparente contradic-
tion, le troupeau d'Epicure ; l'insensibilité factice
et contre nature des stoïciens pousser les plus forts
au suicide, et les autres à d'autres excès ; et les
chrétiens mystiques, qui oublièrent qu'ils étaient
des hommes et voulurent faire les anges, provo-
quèrent parfois et justifièrent le mot de Pascal :
Qui veut faire l'ange fait... autre chose.

Ni corps, ni esprit exclusivement ; intelligence,
conscience et activité unies à des organes, telle
est la nature humaine aux yeux de tous, hormis
aux yeux de ceux qui s'aveuglent à force de ne
regarder qu'un seul objet, et qui finissent par
nier de bonne foi ce qu'ils ne savent et ne peuvent
plus voir. — Ame ou force et matière, voilà le
mot de la science actuelle, conséquence dernière
de la longue dispute des savants. — Tel est précisément le double objet de l'hygiène.

Il ne faut pas s'exagérer, toutefois, les erreurs
hygiéniques des anciens, croire que les préceptes
systématiques dont nous venons de parler étaient
généralement suivis, et négliger surtout les salutaires pratiques qui corrigeaient les erreurs des
sectaires : par exemple, la législation de Moïse,

touchant les lépreux tenus à l'écart pour éviter la
contagion ; la purification de leurs demeures par
l'eau, le feu et les plantes aromatiques ; la pros-
cription du porc, souvent atteint de la ladrerie,
origine du ver solitaire, alimentation d'ailleurs
trop forte pour le climat des Hébreux ; la prohi-
bition des alliances consanguines ou entre personnes du même sang, cause trop certaine de
dégénérescence ; les conseils de propreté indispensables à tous et surtout aux Orientaux, s'appliquant à leurs personnes et à leurs demeures, préceptes trop souvent méconnus ou négligés par les
tribus nomades de l'Asie et de l'Afrique, et dont
l'infraction détermine des épidémies infectieuses
qui déciment leurs tentes et leurs camps.

D'autre part, aux Grecs appartient l'institution
publique des gymnases et des jeux olympiques,
l'usage fréquent des bains, observations utiles de
l'hygiène qui, malheureusement, devinrent chez
eux, comme plus tard à Rome, des occasions de
débauche.

Nous n'avons pas qualité pour montrer combien
l'hygiène intellectuelle était en honneur chez ce
peuple dont les œuvres littéraires et artistiques
sont encore des modèles, mais nous ne pouvons
nous défendre d'un parallèle qui nous fera juger,
par ses fruits, de l'importance de l'hygiène.

A l'encontre des Athéniens, les Spartiates,
quoique Grecs (tant la loi des climats, si bien
exposée par *Montesquieu*, offre d'exceptions comme
toutes les lois humaines), les Spartiates, dis-je,
cultivèrent surtout l'homme physique. — Cette
fois, la loi commune à toute culture leur fut
appliquée : ils récoltèrent des soldats, des athlètes
et des porte-faix. L'hygiène physique développe
surtout l'homme physique.

Heureusement pour eux et pour nous, les
Athéniens comprirent autrement l'hygiène sociale,
en donnant le premier rang aux lettres, aux arts
et à la philosophie. Ils doublèrent ainsi leur courage et leur patriotisme d'intelligence et d'habileté,
et remportèrent cette dernière victoire de la civilisation qui appartient toujours, heureusement,
aux peuples et aux hommes éclairés.

Le Spartiate, quoique toujours armé, peut nous
rester sympathique, parce qu'il était souvent atta-
qué, et à cause de la rudesse même et de la sim-
plicité de ses mœurs; mais il fait défaillir les instincts premiers de l'humanité, lorsque son culte
pour la force physique lui fait sacrifier ses propres
enfants, quand ils n'entrent pas dans la vie, comme
dans un cirque, assez vigoureux pour faire des
lutteurs ou des esclaves assez forts pour supporter
les misères de la servitude; ostracisme atroce qui

prouve combien, quelquefois, les institutions peuvent dégrader le caractère d'un peuple, et combien les nôtres plus fraternelles élèvent, au contraire, les esprits et les cœurs, en faisant la guerre de la charité à toutes les misères,

Les Spartiates ne soupçonnaient pas, dans leur aveuglement, que la nature, qui se rit souvent des apparences, a mis deux êtres dans l'homme. Pendant qu'ils n'y voyaient que l'animal, l'esprit se vengeait d'eux non-seulement dans la personne des Athéniens, mais l'esprit de l'histoire devait les livrer au mépris du genre humain pour leur crime de *lèse-nature*.

Il ne leur vint peut-être pas un regret ou un doute. Leur imagination ne pouvait concevoir qu'entre le développement de l'être physique et celui de l'être moral, il y a souvent une compensation, un balancement — pour emprunter l'expression de Geoffroy Saint-Hilaire. — Comment auraient-ils pu admettre ce qui est encore contesté aujourd'hui, quoique ce soit une vérité d'observation, que la folie et le génie ont souvent une commune origine, ce qui ne veut pas dire qu'ils soient identiques, mais ce qui prouve que, sortant du même foyer héréditaire, le rayon intellectuel s'oriente tantôt vers la lumière, tantôt vers les ténèbres, et que, si les directions diffèrent, les

énergies sont souvent égales. Problèmes de médecine et d'hygiène morale et sociale que les yeux
physiques et intellectuels des Spartiates ne purent
entrevoir.

Ils n'étaient pas faits pour la conquête des
âmes, pour la haute et délicate culture de la civilisation chrétienne. Si le christianisme, exclusivement considéré du point de vue religieux, a eu ses
ascètes ; si, oublieux de ses propres persécutions,
il a quelquefois manqué de tolérance, il ne faut
pas méconnaître qu'il a été le plus puissant organe
de la civilisation moderne ; qu'il a enseigné la
tempérance en toutes choses ; qu'elle est une des
lois les plus importantes de l'hygiène, et que,
ceux-là mêmes qui ont préféré la vie solitaire à la
vie sociale, obéissaient, la plupart, peut-être, à
des impulsions qui les séquestraient utilement,
pour eux et pour le monde. — Il faut tenir compte
de toutes les dispositions de la nature humaine : il
serait aussi injuste de priver de la solitude les
personnes mélancoliques que de cloîtrer celles qui
sont faites pour déployer une activité plus large.
— Liberté pour tous.

Puisque les premiers chrétiens ont allumé le
flambeau de la charité dans la nuit morale du
Bas-Empire, imitons-les, en allumant aujourd'hui
celui de la vérité scientifique. — On voit, heureu-

sement, aujourd'hui, comme alors, les apôtres de la lumière intellectuelle et morale renouveler les cènes de la fraternité et rompre le pain de la science avec tous ceux qui en ont besoin. Organes autorisés de la civilisation, ils portent au loin, comme les premiers philosophes, les grandes et premières vérités qui sont le patrimoine de notre espèce, vérités plus particulièrement révélées et confiées au peuple de France, *gesta Dei per Francos*, et que nous sommes heureux de voir revendiquer, en ce moment, comme une de nos gloires, par l'administration qui nous invite à nous réunir et par le pays tout entier qui veut remporter sur l'Europe, dans un avenir prochain, une victoire de Sadowa où le sang ne coulera pas, mais où couleront des flots d'encre tout imprégnée d'amour, et des lèvres des chefs, des paroles de paix.

Liberté pour tous, avons-nous dit, liberté et équité pour tous, même pour les Turcs. Nous ne pouvons, en traçant cette esquisse historique, passer sous silence Mahomet, qu'on pourrait appeler, au point de vue de l'hygiène, le Moïse des musulmans, tant il s'est occupé de leur santé physique et morale. — Au premier coup d'œil jeté sur son histoire, le Turc nous apparaît, son sabre classique au poing, livré à ses excès sensuels et

sanguinaires, et les flammes de la bibliothèque
d'Alexandrie font un visage plus sinistre encore
aux complices d'Omar dans leur crime de lèse-
humanité. Inconséquence de la nature humaine,
et qui montre à la fois jusqu'où peut pousser l'a-
veuglement fanatique, et combien est difficile à
rendre la justice de l'histoire, ce fut ce même peuple, ce furent ces mêmes disciples de Mahomet qui
furent chargés de conserver la tradition de l'antiquité, tradition littéraire et artistique qui, pendant
plusieurs siècles, jeta sur l'Espagne un tel éclat,
que, sous les khalifes, l'histoire semble nous montrer, dans la nuit du moyen âge, la péninsule
ibérique éclairée par une sorte d'aurore boréale
de l'esprit humain. Les khalifes n'encouragèrent
pas seulement, comme le firent plus tard les Mé-
dicis, les poètes, les astronomes, les artistes et
les savants quels qu'ils fussent : ils établirent des
principes d'hygiène publique et privée, les ablu-
tions quotidiennes et individuelles, les bains pu-
blics, pratiques qui disparurent presque entièrement après eux, comme ont disparu leurs jardins
féeriques et leurs grands bassins d'eau, leurs pa-
lais aux mille colonnes, et la plupart, enfin, des
monuments de leur civilisation.

Mais ils se bornèrent à conserver à peu près
intacte la tradition galénique, sauf leurs longs et

nombreux commentaires, qui ressemblent à des dissertations de vieilles femmes sur les choses occultes. Ils firent de Galien ce qu'avait fait de Jonas la baleine biblique; ils le rendirent après avoir vainement tenté de le digérer. Il faut leur savoir gré, toutefois, d'avoir recueilli, comme en un sarcophage vivant, l'antiquité évanouie pendant le moyen âge, l'antiquité qui devait se réveiller, comme si l'histoire était une légende, quand commença le sommeil des Turcs et quand se leva l'aurore de l'eprit des temps modernes.

Pour nous, Mahomet est surtout un hygiéniste; s'il a trop sacrifié, peut-être, au climat et au tempérament des Orientaux, il les a défendus contre des excès où les Européens, si ardents à la critique, versent trop souvent. Mahomet condamna l'usage des liqueurs fermentées, éminemment funestes à des cerveaux déjà trop chauffés par le soleil. Que ce fût de sa part une pensée politique pour mieux maîtriser son peuple, il n'en est pas moins regrettable que les pays envahis par les Arabes ne leur aient pas emprunté leur tempérance. Dans tous les cas, on ne saurait douter que la sobriété ne fût une des armes sous lesquelles s'inclina l'Espagne. Les historiens ont constaté l'accroissement de la population sous leur domination; nous n'en rechercherons pas les causes; mais, tout en respectant un peuple qui fut grand et qui cherche en ce moment ses destinées, peut-être est-il désirable qu'il eût retenu quelques-uns des préceptes hygiéniques du Coran, ne fût-ce que touchant les soins que réclame l'homme physique.

En somme, l'Espagnol et le Mahométan se sont inclinés sous le poids du climat : faut-il leur reprocher de s'être endormis sous les faveurs du soleil ?

Arrêtons-nous à ces portraits historiques ; les galeries intéressantes de l'histoire, vous le savez, sont distribuées autour du bassin de la Méditerranée. Toutefois, nous ne saurions renouer la tradition hippocratique sans saluer, en passant, l'école de Salerne, école éminemment hygiénique où se réflète, comme dans un miroir, la grande figure d'Hippocrate.

Au-dessus des nombreux temples élevés à la déesse Hygie, et au-dessus des erreurs de l'antiquité et du moyen âge, se dresse le monument d'Hippocrate, monument où il logea toute la science de l'homme. Les archives de l'hygiène n'ont rien recueilli, avant le père de la médecine et avant la renaissance, de plus beau et de plus vrai que ses traités sur les *airs*, les *lieux* et les *eaux*. Ses préceptes sur le régime sont encore applicables au peuple et au climat où il observait, et l'induction bien faite a permis de les étendre à tous les peuples et à tous les climats. Il signale les causes extérieures et intimes des maladies, et, dans le traitement qu'il leur oppose, fait avec raison autant d'honneur à l'hygiène qu'à la médecine. Il ne partageait pas l'erreur de ceux qui croient que les remèdes seuls guérissent : il pensait, au contraire, que la nature humaine a besoin, pour se conserver et se défendre, de choisir dans la nature extérieure des alliés, et d'éviter les atteintes des éléments hostiles.

Tel fut le premier bagage de l'hygiène. Elle l'a augmenté à l'aide des conquêtes des sciences médicales : aussi ses progrès sont-ils ceux de la médecine. Elle progresse aussi de concert avec l'économie politique et sociale : voilà pourquoi elle se divise naturellement en hygiène privée et hygiène publique. Pendant que l'une s'occupe des États, des villes et des collections d'hommes quelconnes, l'autre envisage les tempéraments, les idiosyncrasies ou ébauches de tempérament et les constitutions considérées en elles-mêmes, et séparément aussi les objets extérieurs qui sont la matière de l'hygiène dont l'homme est le sujet et l'objet.

Division naturelle qui étudie les individus et les cités avant les peuples et les races, les climats

avant les zones terrestres, le Français ou tout
autre peuple de notre continent avant de faire
l'hygiène de l'Europe.

Cette division dichotomique ou par bifurcation
permet de saisir les rapports qui existent entre un
homme et son concitoyen, entre les divers systèmes et organes d'un homme, et l'organisme d'une
cité, d'un peuple et de l'humanité.

L'hygiène privée se subdivise elle-même en
deux parties : dans la première, celle qui nous
occupera d'abord, on étudie les grands aspects de
l'organisme : les tempéraments généraux et partiels, les constitutions et les variations qu'elles
subissent des âges, des sexes, de l'hérédité, des
professions, etc. — On examine, dans la seconde,
l'action exercée sur ces divers états de la nature
humaine par les agents extérieurs qui peuvent
favoriser son développement, et qui trop souvent
le contrarient et lui deviennent nuisibles.

Ajoutons que l'hygiène veille sur les armées
belligérantes comme sur les armées pacifiques de
l'industrie, des arts et des sciences, et que le premier ennemi que doit combattre et vaincre un
général en chef, c'est cet ennemi invisible qui
sans cesse l'enveloppe et le harcèle, décime plus
les rangs et démoralise plus les soldats qu'aucun
danger, et souvent plus qu'un revers.

L'hygiène est un palliatif et quelquefois une égide contre les épidémies qui dépeuplent les villes et les camps. Il n'est, enfin, aucun instant, aucune situation de la vie humaine où il soit indifférent d'ignorer ou de mépriser ses lois. — Telle qu'elle nous apparaît, nous sommes frappé de l'importance, de l'étendue et de la difficulté des problèmes qu'elle se propose. Nous la voyons prendre l'homme au berceau, veiller à son éducation physique, intellectuelle et morale. Mais elle n'est pas seulement sa nourrice et son institutrice : elle inspire le législateur et éclaire l'économiste qui ne sauraient, sans elle, rien instituer de bon et de durable.

Nous commencerons donc ce cours par l'hygiène privée. Après l'exposition de ses éléments, nous viserons surtout à un but d'application et d'utilité locale et professionnelle. Nous ferons l'hygiène de notre climat et de notre ville, de nos tempéraments et de nos constitutions dans leurs rapports avec le tempérament et la constitution de l'air, de l'eau et du sol de nôtre pays; nous suivrons en cela l'ordre des saisons et imiterons les horticulteurs qui, plus préoccupés de leurs plantes que nous ne le sommes de nous-mêmes, mettent à l'abri de leurs serres les végétaux qui souffriraient des rigueurs du froid, et savent les protéger contre les ardeurs du soleil. Hygiénistes de la botanique, ils savent se défendre des promesses trop hâtives du printemps, et se tiennent en garde contre les oublis de l'hiver. Providence des plantes, le jardinier leur fait une demeure qu'il modifie selon les saisons, et les entoure d'une sollicitude quotidienne. L'homme, par un oubli incroyable de sa conservation, livré en proie aux éléments contre lesquels il peut et doit se protéger par son intelligence, néglige les soins les plus simples et les plus indispensables. Il se laisse trop facilement surprendre par les brusques changements de température si dangereux dans notre pays. Nous ne varions pas non plus assez notre régime selon les saisons que nous traversons. Les jardiniers, je le répète, ne manquent pas à tous ces préceptes : aussi bien les plantes abritées se portent-elles mieux que nous. Que celles qui sont le jouet des vicissitudes de l'atmosphère et qui souffrent pendant des années de ses rigueurs, comme les arbres, envieraient nos vêtements, nos maisons et le reste, si la nature ne les endormait l'hiver pour calmer leurs maux ! Peut-être aussi les a-t-elle privées de sensibilité parce qu'elle les a privées de mouvement, et qu'elle n'a pas voulu être inclémente envers elles.

Puisque l'homme est presque aussi fragile

qu'une plante et qu'il verse si facilement de la
santé dans la maladie, et souvent dans les maux
de l'ordre moral, je ne saurais négliger de vous
dire que, pour les éviter, il faut mettre en pratique
ce vieil adage de l'hygiène universelle : *avoir
l'âme saine dans un corps sain*. Pour arriver à cet
état si désirable, il n'y a pas de moyen plus simple
et plus sûr que de s'occuper d'abord de l'hygiène
physique. La statistique a mis hors de doute que,
lorsque le corps social souffre de privations, la
morale publique baisse. Si l'hygiène physique ne
mène pas nécessairement à l'autre, elle y dispose
de telle sorte qu'en raison de l'harmonie naturellle
qui unit le physique et le moral, on est près de la
solution complète du problème quand l'une des
moitiés de notre être observe les lois de la santé,
loi vulgaire à force d'évidence. Personne n'ignore
que l'homme le plus probe, le père le plus affectueux pour sa famille, le plus dévoué à l'amitié
peut glisser insensiblement, d'un excès habituel
quelconque, sur la pente de la fatigue et de la
paresse, et passer lentement par les intermédiai-
res de la gêne à la détresse; subir les épreuves
les plus dures pour le corps et le caractère; se
démoraliser, enfin, à son grand regret et par
une sorte de fatalité, par l'entraînement de ses
habitudes mauvaises, habitudes inéluctables au

bout d'un certain temps, parce qu'elles blessent l'hygiène; funestes parce que la vie est une lutte incessante contre la mort inexorable, et qu'elles troublent la sérénité de la santé et l'épanouissement complet et agréable de tout l'être.

La santé a des fluctuations qui rappellent, au point de vue hygiénique, celles de l'Océan; véritables fonctions de la mer sans l'accomplissement desquelles l'abîme des eaux deviendrait une mer morte et mortelle, pareille à l'ignorance, mer morte et mortelle de l'esprit humain, contre laquelle se fait aujourd'hui, heureusement de de toutes parts, une levée de boucliers. Il en est, dis-je, des oscillations normales de l'organisme humain comme de celles de l'Océan : ce sont les conditions mêmes de la vie.

Si l'homme est fait pour l'action; si sa constitution ne se développe et ne se maintient que grâce à l'équilibre constant et harmonique des myriades d'éléments qui le composent, se renouvellent et le renouvellent ainsi lui-même par un incessant échange; si notre mouvement organique intime a sa faible image dans le tourbillon de nos idées; s'il en est ainsi, et que l'alimentation de notre esprit ait des lois analogues à celles de nos tissus et de nos organes, n'est-il pas vrai qu'il est important de veiller au commerce continuel qui s'opère entre nous et le monde physique et moral? Que cette vigilance nous tienne en garde contre tout accident, même léger ; qu'elle nous donne, comme l'économie sociale bien faite dont elle est un des organes, la richesse au lieu de la pauvreté, la paix au lieu de la guerre ; l'affranchissement de toute servitude malsaine au lieu de maladie ; la santé complète, enfin, et tous les biens qui l'accompagnent !

Sans prétendre empiéter sur le terrain de la morale, je serais heureux si je pouvais bien faire voir qu'en raison de l'unité harmonique de notre être, on ne saurait pas plus faire, sans lacune, de la morale sans hygiène physique que de l'hygiène physique sans morale. C'est qu'en réalité on ne peut pas dédoubler l'homme sans artifice : il s'impose indivisible à l'hygiéniste. C'est pourquoi, bien que visant toujours au côté pratique de ces leçons, je veux m'appliquer surtout à vous faire saisir ce qu'il y a d'intérêt et de plaisir à cultiver harmoniquement toutes les facultés, toutes les fonctions de l'économie ; à les cultiver, dis-je, mais sans verser jamais, je le répète, dans aucun excès : l'hygiène proteste contre tous les abus.

Mais ce précepte même me rappelle que je ne dois abuser moi-même ni de votre attention ni de votre bienveillance. Toutefois , laissez-moi vous dire, avant de terminer, que l'hygiène est bien observée, au moins en un point, à Limoges, et combien je m'en réjouis. La culture du *roseau pensant* y est prospère; la plante et les jardiniers s'y prêtent à merveille, et je suis à la fois heureux de trouver ici de nombreux et savants collaborateurs de l'hygiène intellectuelle, et un public si bien disposé à les écouter et si apte à les comprendre.

Des Tempéraments et des Idiosyncrasies.

Je vous ai dit que nous étudierions d'abord les tempéraments, les idiosyncrasies et les constitutions, et ensuite les milieux au sein desquels l'homme déploie son existence.

Dans cette première partie, nous envisagerons les grands systèmes organiques et surtout leurs fonctions dans leurs rapports avec les aliments solides, liquides, vaporeux ou gazeux qui sont destinés à développer et sustenter les organes et les forces de l'économie.

Les aspects généraux sous lesquels se manifeste la vie dans l'état de santé portent le nom de tempéraments. S'ils ont été multipliés presque à l'envi, alors que le contrôle de l'anatomie et de la physiologie n'était pas suffisant; si les fonctions de tel organe, comme le foie, ou de tel appareil avaient été élevées au degré d'importance des fonctions du système nerveux ou des systèmes sanguin et lymphatique; si Galien avait pensé, à tort, avec toute l'antiquité et la plupart des savants du moyen âge, que les rapports de l'homme avec l'univers étaient pour ainsi dire géométriques; que son opinion sur les quatre tempéraments soit aussi erronée que sa doctrine des quatre éléments, il faut, toutefois, reconnaître qu'il s'éloigna moins de la vérité en ce qui touche la constitution humaine, que touchant la nature terrestre et céleste.

La science de l'homme a toujours été et doit toujours être plus exacte, quoi qu'on en ait dit et quoi qu'on en pense encore, plus exacte, dis-je, que celle de l'univers. Nous ne savons presque rien du ciel et ne connaissons du soleil et des planètes que les phénomènes apparents ou extérieurs, tandis que nous connaissons la forme et le nombre des dernières cellules microscopiques de l'organisme humain; nous n'ignorons ni les lois de leurs évolutions, ni leurs fonctions; l'hygiène et la médecine nous aident à prévenir ou à corriger les défectuosités et les défaillances de l'économie ; nous avons conscience, non-seulement de notre existence, mais de la libre disposition de nos facultés ; *nous sommes,* en un mot, *un monde pensant, voulant et agissant ;* nous le savons et, cependant, nous négligeons la science de l'homme : ignorance coupable qui engendre l'erreur et ses fâcheuses conséquences.

L'homme ne voit, en effet, le monde extérieur qu'à travers son propre prisme ; mais il pénètre la vérité contenue dans les êtres et dans les choses, et que les néoplatoniciens nommaient *l'intelligible,* parce que l'intelligence est d'une nature analogue à celle de l'intelligible, parce que son intelligence va au delà des propriétés qui ne sont que l'écorce des objets, et qu'elle peut voir leurs essences mêmes ou leurs noyaux, pour achever ma métaphore, essence dont elle saisit, enfin, les rapports et les lois, parce que l'intelligence est une lumière capable de reconnaître les forces dans la nuit des organes.

En ce moment, par exemple, vos oreilles attentives reçoivent ma parole qui n'est qu'un son, et la conduisent jusqu'au sanctuaire où s'arrêtent les phénomènes physiques, où s'opère la séparation de l'idée, et où commence la haute digestion ou assimilation des vérités qui sont l'objet de cet enseignement.

Les vues de Galien, ai-je dit, étaient aussi exactes que le permettait la science de son temps. C'était une synthèse aussi importante que difficile, que celle qui montrait, au sein de l'espèce, ces grandes lignes, ces physionomies des tempéra- ' ments, linéaments déliés et fugaces parce qu'ils se divisent et se subdivisent en une sorte de poussière individuelle.

Variétés de tempéraments et variétés de races qui, non-seulement diversifient la monotonie de l'espèce, mais dont le but plus sérieux est de la conserver par le croisement. S'ils ne sont pas mêlés, corrigés par leurs contraires ou plutôt leurs harmoniques, les tempéraments tendent à la dégénérescence. On passe ainsi, par un simple oubli de l'hygiène, à l'extinction de la lignée et à l'abâtardissement de la race.

On peut représenter cette vérité d'observation par une image : comme un corps qui lutte contre la pesanteur et s'incline nécessairement à la fin de sa course, la vie se déploie et grandit en luttant contre l'attraction de la mort, attraction aussi invincible que celle de la pesanteur; seulement, on peut favoriser et la direction et la durée de notre carrière, en étayant, pour ainsi dire, les tempéraments menacés de défaillance, de tempé- raments complémentaires. — De même qu'on fait

la lumière blanche en mêlant les couleurs du spectre, ainsi on obtient par le mariage, par exemple,
des tempéraments mixtes et harmoniques qui ont
la couleur de la santé.

Il y a pour toute personne, pour toute famille,
pour toute race une carrière à parcourir; heureux
et sages les individus et les peuples qui savent
rafraîchir leur sang, relayer et retremper leurs
forces, faire, en un mot, l'hygiène que réclament
leurs tempéraments !

On croit souvent faire une image quand on
parle de la lutte de la vie. Et non-seulement les
espèces s'entre-dévorent et ne résistent que par la
génération, mais, dans notre espèce, l'homme
doit en outre combattre les éléments et s'observer
lui-même. L'homme est en effet trop souvent son
propre ennemi, parce qu'il ignore ou méprise
l'hygiène.

Pour bien observer l'hygiène, il faut la connaître; mais cette science si complexe, d'une application si constante, pourrait vous paraître difficile
à vulgariser : n'en croyez rien. Il ne faut pas se
dissimuler que, pour trouver la règle propre à
chaque individu, il n'y ait des difficultés; toutefois,
malgré la difficulté de faire un portrait ou un
vêtement, l'art y arrive. Le code de l'hygiène n'est
ni plus difficile à appliquer, ni plus rigoureux que

celui des lois qui nous régissent. L'hygiène, enfin, comme la morale, devient une habitude, une routine même, comme les exercices du corps et de la parole qui sont l'objet de notre éducation première, et qui semblent être plus tard des actes instinctifs.

L'homme sain de corps et d'esprit ne fait pas plus d'efforts à observer l'hygiène qu'à respirer. Il éprouve, au contraire, une satisfaction ou une sorte de rafraîchissement de tout son être qui peut se comparer au plaisir de respirer.

Il n'est pas sans intérêt de vous montrer combien il importe, au point de vue professionnel, de bien connaître et utiliser les tempéraments. — Nos prédispositions intellectuelles et morales ne sont presque toujours qu'une expression de tempérament. Seulement, rien n'est moins facile, surtout dans les premières années de la vie, que de préjuger de la puissance de telle ou telle faculté. Que d'erreurs ne commet-on pas, même en ce qui touche le pronostic de l'être physique ! Les problèmes des tempéraments ne comptent pas seulement avec l'éducation prise dans sa plus large acception, mais avec l'hérédité dont les lois, quoique bien étudiées depuis quelques années, imposent encore à l'hygiéniste les plus hautes difficultés.

Les professions soumettent l'homme à des influences fixes qui rappellent, par là même, celles des climats ; climats professionnels qui doivent être corrigés, comme on amende les tempéraments prédominants. De même qu'on tempère la chaleur de l'été en rafraîchissant l'air et en prenant des aliments et des vêtements légers, ainsi, d'une manière générale, celui qui, par profession, exerce plus son corps, doit compléter son hygiène en exerçant son esprit, de même l'homme, dont l'intelligence est l'outil professionnel, doit exercer harmoniquement les autres fonctions, s'il ne veut les voir se déranger.

L'industrie, les arts, les sciences comme les professions quelles qu'elles soient, tendent à spécialiser l'homme et à ne développer en lui qu'une partie de lui-même. N'oublions pas que si telle est la condition de tout talent, nous pouvons et nous devons corriger toute hypertrophie ou atrophie, toute exubérance fonctionnelle capable de mettre la vie en danger en altérant la santé.

Cependant il y a des personnes qui sont emportées à ce point vers tel objet ou telle carrière, qui sont douées d'idiosyncrasies ou tempéraments partiels tels qu'on leur donne tantôt le nom de vocation, tantôt celui d'une passion ; prédominance d'un organe ou d'une faculté qui pousse l'homme, comme malgré lui, vers les plus nobles objets, et qui peut aussi le livrer à la servitude d'une seule fonction, fonction trop souvent dépravée.

Les *idiosyncrasies* ou fonctions anormales par excès ou par défaut de sensibilité ou de contractilité, veulent dire, étymologiquement, *propre , particulier dans la crase ou le mélange.* Ce sont, en effet, comme nous le verrons, des traits spéciaux et locaux; inharmoniques dans un tempérament général, elles sont héréditaires, spontanées ou acquises.

Dans le premier cas, elles appartiennent presque toujours au domaine de la médecine; dans le second, ce sont comme de premières et naturelles habitudes que l'hygiène règle et modifie par des habitudes nouvelles et meilleures.

On a dédoublé l'homme en esprit et animal : les idiosyncrasies personnifient telle ou telle partie de notre double nature, selon qu'elles ont pour siége tel organe et telle fonction, le cerveau et les fonctions intellectuelles, par exemple, ou l'intestin et ses fonctions. Tout le monde connaît aussi l'idiosyncrasie musculaire ou idiosyncrasie athlétique.

Les idiosyncrasies, avons-nous dit, appartiennent plus à la médecine qu'à la physiologie. Elles constituent souvent l'écueil le plus sérieux que doive éviter le médecin, qu'il s'agisse de symptômes à forme idiosyncrasique ou de tolérance et d'intolérance spéciales de tel remède ou de telle dose. Si les tempéraments mixtes sont un mot quelquefois difficile à déchiffrer et à modifier, que d'énigmes les idiosyncrasies ne présentent-elles pas à la science, sinon à comprendre, du moins à corriger par les agents de l'hygiène et de la thérapeutique !

Vous connaissez les idiosyncrasies physiologiques qui font que telle personne déteste un mets que recherche précisément une autre personne. Les sympathies et les antipathies pour les personnes et pour les choses sont aussi des idiosyncrasies parce qu'elles ne s'expliquent pas.

Vous pourriez croire, peut-être, que ces variétés de goût tiennent au caprice ou à l'habitude : cela est vrai quelquefois, puisqu'on peut développer ou détruire, dans une certaine mesure, les idiosyncrasies bonnes ou mauvaises, et que c'est un des principaux objets de l'éducation. Ces prédispositions mêmes peuvent être aussi difficiles à corriger que des tics. — Il est des répugnances très réelles qui vont jusqu'à provoquer des nausées rien qu'en entendant parler d'aliments, généralement d'ailleurs fort goûtés. — Que l'aspect d'un rat cause une grande frayeur, c'est déjà peu ordinaire ; mais que la vue d'une araignée puisse faire trouver mal, c'est plus rare et c'est pourtant vrai.

— Il est vrai aussi, quoique bien invraisemblable, que l'odeur d'une fleur, quoique pourtant agréable, éloigne instantanément certaines personnes et semble mettre leur vie en danger. Les auteurs citent l'impressionnabilité spéciale et bien exceptionnelle d'une dame qui ne pouvait voir une rose sans tomber en pâmoison, et qui fût morte si on lui en eût fait respirer le parfum.

La science dépasse ce qu'oserait à peine rêver l'imagination la plus hardie : c'est que la science est l'interprète de l'imagination de la nature qui en a plus que personne, puisqu'elle prête la sienne aux êtres et aux choses.

Elle nous montre tel individu surirrité de la peau aux membranes muqueuses, hors de lui, sous l'influence d'un remède qui n'agit pas chez un autre. — Un vésicatoire, par exemple, donnera un érysipèle à l'un et ne soulèvera pas l'épiderme de l'autre. Je connais une personne qui paraît empoisonnée quand elle prend un dixième de grain d'opium, et il en est d'autres qui prennent des doses vingt fois plus fortes sans paraître en être affectées. — Le mercure fait saliver les uns à outrance et passe pour ainsi dire sans être absorbé chez d'autres. Tout médecin sait que les enfants et les vieillards sont moins impressionnables à cet

agent que les adultes. — Que de différences analogues n'observe-t-on pas tous les jours, touchant
les effets des purgatifs ! Le même moyen n'opère
pas chez celui-ci qui est profondément influencé
par un autre agent, lequel trouve réfractaire la
première personne. — Autant d'individus, autant
de tempéraments, autant d'idiosyncrasies.

Votre curiosité excitée voudrait être satisfaite
par l'explication de phénomènes si singuliers ? Eh
bien ! je répondrai encore par des exemples : la
nicotine qui charme le fumeur, tue le crapaud
instantanément, et le tabac de la régie fait les
délices du mouton, de la brebis, de l'agneau ; il
n'y a pas de chèvre qui résiste à son attrait. — Le
bruit qui ébranle douloureusement notre cerveau
délecte celui de l'enfant. — La flûte, que goûtent
avec tant de charmes certains artistes, fait hurler
désagréablement les chiens. Il est vrai que la lune
les fait aussi japer, dit-on, et qu'il est des personnes, dont on se moque à tort, peut-être, qui
aiment à contempler la blanche Phœbée.

La santé, la maladie, les aliments, les remèdes,
les divers âges, les divers individus et les diverses
espèces sont soumis aux lois des tempéraments
spécialisés et localisés par telle fonction et dans tel
organe, et que l'hygiène nomme des idiosyncrasies
ou *particularités dans le mélange*.

Nous sommes plus complexes que nous ne croyons. Je vous ai parlé des myriades d'éléments distincts qui composent le sable ou la poussière dont sont formés nos organes et nos tissus. N'êtes-vous pas étonnés qu'au sein de ce monde de molécules diverses en mouvement, l'harmonie puisse exister ? L'analogie, qui semble aller quelquefois jusqu'à l'identité entre personnes du même sang, ne semble-t-elle pas plus facile à comprendre ? Problèmes abstrus l'un et l'autre. Mais ne pourrait-on pas se faire quelque opinion en pensant au travail intime qui s'opère dans nos idées et nos sentiments pendant le cours de la vie ? Ces orages, ces éclairs, ces temps brumeux et sereins de notre esprit, selon que le vent souffle du dedans ou du dehors, d'en haut ou d'en bas, de l'un ou l'autre horizon, me font penser que, dans le ciel des organes que n'éclaire pas la lumière de la conscience, il se passe peut-être quelque chose d'analogue. Nos viscères sont plus qu'on ne croit à l'unisson les uns des autres. Il n'y a pas que le cœur qui mêle ses sentiments à nos idées. Il est des personnes dont les émotions se trahissent par des affections soit de l'estomac, soit du poumon, soit des viscères inférieurs, affections morales dont les localisations répétées ébauchent trop souvent des maladies graves; lésions qui sont, en quelque sorte, l'image anatomique de leurs causes, des tristesses qui ont obscurci le miroir de la santé organique à force de s'y réfléter.

Mettez une idée dans chaque molécule organique et écoutez : vous entendrez les voix des instincts, les cris des besoins, les angoisses de la douleur, comme on perçoit les idées et les sentiments dont le cerveau est l'organe. Sensations sourdes, voilées, qui sont comme l'accompagnement de la mélodie de la santé, ou sensations douloureuses dont l'accent est utile à connaître. Les premières troubleraient les fonctions intellectuelles et morales, si elles n'étaient légères, éloignées et comme confondues dans le sentiment général de la santé. Les secondes, au contraire, sont le cri d'alarme de la vie blessée ou en danger, cri qui doit être entendu d'un hygiéniste doublé d'un médecin. C'est alors que la division harmonique du travail des viscères, la juste répartition des forces sont indispensables, parce que, autant les tempéraments bien équilibrés se relèvent aisément de leurs chutes, autant les idiosyncrasies ou tempéraments mal équilibrés se relèvent difficilement.

La terre se fatigue à donner constamment les mêmes produits. Appliquons à notre hygiène l'alternance des cultures, et, au lieu d'épuiser notre fonds, nous l'accroîtrons, au contraire, en ne dépensant qu'une partie des aliments et du repos que nous lui avons fait prendre.

Je parle d'harmonie au nom de l'hygiène, et je n'ai guère à parler d'autre chose, puisque la maladie commence quand cesse l'harmonie des fonctions. Or, qu'y a-t-il de plus inharmonique qu'un excès ou une mauvaise habitude quelconque ? C'est en demandant plus à un organe ou à un système qu'il ne peut et ne doit donner, qu'on se prépare des mécomptes souvent irréparables. On ébauche quelquefois de gaieté de cœur, surtout dans la jeunesse, des prédispositions morbides, sortes d'idiosyncrasies factices dont on se vante, sans songer que la santé est un tout solidaire, et qu'elle est compromise dès qu'un seul organe est surmené.

Abus de toute fonction quelle qu'elle soit, abus du travail comme abus du plaisir, s'il est vrai qu'il y ait plaisir lorsqu'il y a abus, telles sont les graves erreurs contre lesquelles nous prémunit l'hygiène.

On croit à tort, généralement, que les tempéraments sont distincts comme les personnes. C'est chose rare, au contraire, si ce n'est chez les individus qui inclinent vers la maladie par défaut d'équilibre de leurs systèmes généraux.

C'est ainsi qu'on ne rencontre guère le tempérament lymphatique pur sans qu'il y ait quelque tendance au lymphatisme, c'est-à-dire à une maladie lymphatique.

De même, lorsque, au lieu d'avoir la lymphe surabondante, le sang tend ses vaisseaux ; que les capillaires injectés donnent à la personne douée du tempérament sanguin un teint trop coloré ; dans ce cas, dis-je, le système des vaisseaux rouges est dans la pléthore et se détend tantôt heureusement, tantôt d'une manière fâcheuse par des congestions ou des hémorrhagies.

Il est aussi évident que, si le système nerveux n'est pas équilibré, modéré par le sang, comme disent les praticiens depuis Hippocrate, on tombe dans un état nerveux, dans le *nervosisme*, — puisqu'on a fait ce mot nouveau, permettez-moi de m'en servir — ; or, l'état nerveux n'est pas l'état de santé.

Je ne vous ferai pas l'esquisse, que chacun connaît, de la physionomie de ces trois tempéraments qui sont les seuls admis, parce que seuls ils correspondent à des systèmes anatomiques·incontestables et qui en donnent la raison.

Il semblerait qu'on fît les portraits moraux de personnes connues, si l'on peignait les emportements de colère et les élans affectueux du tempérament sanguin ; les transports, j'allais dire les délires, et par conséquent les inégalités d'humeur du tempérament nerveux, inégalités qui étonnent à la fois parce qu'elles sont aussi réelles que passagères. Qui ne connaît, enfin, le nonchaloir, l'indolence des lymphatiques, leur apathie et leur passivité, leur froideur quand tout rit autour d'eux ou tout sanglote.

Tempérament à plaindre entre tous, car on excuse volontiers ceux que le sang ou les nerfs emportent, et l'on ne pardonne rien aux lymphatiques.

Heureusement, les tempéraments mixtes sont la règle, surtout dans notre race et sous notre ciel. On observe çà et là telle ou telle prédominance ; mais, en général, notre lymphe, notre sang et nos nerfs sont dans des rapports harmoniques ; toutefois, dans notre climat particulier comme d'ailleurs dans tout le pays de France, le tempérament prédominant ou tempérament tonique, si vous me permettez cette expression, est le tempérament nerveux, celui qui tombe de plus haut, parce que ses aspirations les plus belles ne sont pas toujours équilibrées.

Mais quel que soit le mélange, quelque parfait que soit le ciment de notre constitution, elle subit, comme les monuments de pierre eux-mêmes, les outrages du temps. De la mamelle à la tombe, l'homme va sans cesse se modifiant, se métamorphosant. Je ne parle pas de ce mouvement de métamorphose intime et constante qui est l'œuvre de la nutrition ; je parle des changements que nous subissons en traversant les âges. Quand on compare la vie à un voyage, on ne pense pas toujours parler si juste. En effet, l'homme en passant à travers les diverses phases de la vie, voyage très réellement alors même qu'il ne change pas de lieu. S'il oublie les années, s'il ne compte pas les étapes, le temps inscrit jusqu'à une seconde sur son grand-livre. Chaque seconde, comme chaque jour et chaque année, nous allons changeant et vieillissant, et le midi de la vie, auquel nous aspirons par une orientation illusoire, est plus près de son déclin que la jeunesse et l'enfance.

Les phases de la vie rappellent les âges des peuples. Ceux-ci ont leur enfance, leur jeunesse, leur maturité et leur caducité qui est leur décadence ; ils connaissent la vieillesse et sa décrépitude, et, s'ils échappent à la mort qui délivre quelquefois les individus de leurs misères, l'agonie indéfinie d'un peuple n'est pas malheureusement un rare spectacle, et c'est bien le plus triste qui puisse s'offrir aux méditations de l'hygiéniste.

Quand il n'est pas régénéré par un sang nouveau et généreux ou par des institutions qui retrempent

son principe de vie, un peuple est condamné,
comme Prométhée, à un supplice sans terme, à
moins qu'il ne tombe dans l'état léthargique des
Orientaux.

L'histoire d'une nation ou d'un continent se
résume alors comme celle de Troie après sa chute.
Là fut Ilion, dit le poète; l'histoire écrit : là fut un
peuple.

L'humanité a ses destinées à accomplir comme
un homme, mais elle a pour carrière un zodiaque
indéfini. Emportée dans l'espace et dans le temps,
elle a le double mouvement de la terre; mais
combien le cadre des saisons est étroit et mono-
tone, comparé aux révolutions des sociétés humaines ! L'univers seul peut soutenir le parallèle avec
l'homme. Toutefois, l'univers immense et immua-
ble est privé de conscience et de volonté, tandis
que l'homme, être borné et passager, sait qu'il
est homme, qu'il est libre et capable de connaître
l'univers. Bien plus, il commande à la terre, développe, améliore et exploite les divers tempéraments
du sol; mais il s'humilie devant lui-même, après
avoir humilié ce qui l'entoure; il s'humilie au
point de s'ignorer, d'ignorer sa propre nature ou
de fermer les oreilles aux conseils de la science. Si
l'homme qui mesure le monde ne sait pas trouver
sa mesure, à quoi sert de penser l'univers et soi-

même, à quoi servirait la science si elle ne rendait l'homme plus sage et meilleur ?

C'est la tâche même de l'hygiène, voilà pourquoi je me donne carrière; mais je manquerais de tempérament et abuserais de l'attention que vous me prêtez si je m'écartais de mon sujet. — Le temps, dis-je, sculpte les tempéraments; il leur donne, après l'hérédité, leur seconde et dernière façon. Il prend l'homme lymphatique au berceau; il développe, pendant la seconde enfance, son système nerveux; il donne, en outre, le sang au jeune homme, doublement enivré par le fluide des nerfs et des vaisseaux. Ses os et ses muscles se consolident, et son organisme est fort et presque complet, s'il le maintient sous les lois de l'hygiène. Ajoute-t-il la culture intellectuelle et morale à l'éducation physique, c'est un homme.

Le moment, alors, est venu de mesurer l'un et l'autre horizon, de prendre au sérieux le voyage qui n'avait semblé jusqu'alors qu'une promenade. On en prévoit le terme, on y pense, on réfléchit la vie. L'homme, quel qu'il soit, s'il est digne de ce nom, étend à ce moment ses rapports au delà du foyer domestique et de l'amitié; il se sent parent de la grande famille humaine, et il éprouve le besoin, que chacun ressent à sa manière, de satisfaire des instincts et des sentiments plus vastes, de commencer une véritable journée d'ouvrier. Heureux celui qui, par une hygiène bien entendue, a su améliorer son tempérament et en a tiré tout ce qu'il peut donner en affection, en intelligence et en travail. — Je n'arrêterai pas votre attention sur les crises qui troublent quelquefois la puberté et l'âge de retour, parce qu'elles éveillent plus la sollicitude du médecin que celle de l'hygiéniste.

Toutefois, nous ne saurions pas plus séparer l'hygiène de la médecine que de la morale. En effet, l'hygiène, en maîtrisant les tempéraments, éclaire l'homme sur ses devoirs et lui donne les moyens de cultiver à la fois et la vertu et la santé qui, comme je l'entends, en est la plus haute expression. Ces moyens consistent, pour le médecin, dans la connaissance des tempéraments individuels, simples ou mixtes, dont nous venons de parler, et de leurs rapports avec l'hérédité, les climats, les âges, les sexes et les professions; et, dans l'observance des règles harmoniques de l'hygiène, pour tout homme ayant quelque souci de sa santé, c'est-à-dire de son intérêt le plus précieux, de son capital physique, intellectuel et moral.

L'hygiène seule donne de longs jours; elle ajoute à la durée de la vie la sérénité. Sans elle, sauf quelques rares exceptions, la vieillesse, au lieu de rappeler un soleil couchant, apparaît froide, triste, morne et ennuyée, accompagnée d'infirmités et du dégoût de vivre.

Tandis que le vieillard qui a ménagé son tempérament, le vieillard bien portant tourne sans regret ses yeux vers le passé, qui lui rappelle son aurore, ses douces et premières ivresses, il contemple avec plaisir son midi, avec ses luttes et ses espérances, et ses sentiments filiaux et paternels s'élèvent de son cœur comme un parfum; il regarde aussi sans crainte devant lui. La pensée de quitter la vie lui est presque étrangère, tant le poids des jour reste léger à l'homme sans infirmités.

Ses goûts sont en rapport avec son tempérament : au lieu de dépenser à profusion ses forces, il les ménage. — Il goûte des plaisirs en harmonie avec ses besoins; il aime le calme, le repos, les douces distractions; il a la patience qui lui attire les caresses de ses petits-enfants, la modération en toutes choses, préservatif certain des mécomptes de l'intempérance. Il est un conseil et un modèle : l'expérience et la raison vivantes.

Sa lumière vitale et intellectuelle s'obscurcit insensiblement, si bien que, pour lui et les siens, nuls fâcheux présages n'empoisonnent une heure;

il quitte la vie comme il y est entré, un jour ou une nuit, causant une grande surprise, mais sans souffrir et, pour ainsi dire, le sourire sur ses traits.

Telle est la fin que promet l'hygiène *morale* et physique à tout homme, même à ceux dont les têtes portent les plus lourds fardeaux. Fontenelle, Voltaire et Gœthe, sans en nommer d'autres, sont morts à l'âge des patriarches pour avoir détendu, sans les affaiblir, leurs fonctions intellectuelles.

Les épopées d'Homère et de Virgile répondent à toutes les connaissances humaines de leur temps; elles sont les hauts spécimens des civilisations antiques, et l'hygiène ne saurait disputer leurs lauriers à ces grands poètes, puisqu'elle brûle de les leur offrir. Mais, comme eux et plus exactement qu'eux, elle se préoccupe de l'homme; elle s'occupe de découvrir ses vrais rapports avec la nature. Moins de poésie, moins de passions et d'illusions; plus de vérité, plus de raison, plus de certitude, voilà en quoi l'hygiène diffère d'un poëme.

Elle est le compas qui enceint l'un et l'autre pôle, dont les aurores, les vapeurs et les iris sont la poésie. La science et l'art que l'on oppose l'un à l'autre sont, comme la force et l'amour, faits pour se compléter et s'unir sous les lois de l'harmonie universelle.

De toutes les erreurs, la plus funeste et la plus accréditée est celle que le talent, le génie, l'héroïsme qui sont le produit de l'hérédité, peuvent se passer de l'hygiène. On ignore que les grands hommes qui ont méconnu ses enseignements ont vu leurs veines couler moins abondantes et moins pures, se tarir plus tôt, tomber dans des infirmités qu'ils auraient pu éviter, compromettre enfin leur vie avec leur génie par une inconséquence déplorable. Quand l'hygiène blessée se voile, la maladie la venge.

Paganini et Mirabeau sont des génies, sans doute; mais Paganini sans violon et Mirabeau sans voix auraient été condamnés à l'enfer du silence, et l'un d'eux, dit-on, fut condamné au silence de la tombe pour n'avoir pas soumis son tempérament aux lois de l'hygiène. C'est elle qui façonne les organes nécessaires aux petites comme aux grandes âmes.

L'hygiène, enfin, que chacun néglige ou blesse à l'envi, donne à l'enfance et à la jeunesse leurs fleurs et leurs parfums; elle produit ensuite l'homme qui enfante les lettres, les sciences et les arts, les œuvres et les chefs-d'œuvre de l'esprit humain; elle conserve enfin le vieillard qui est la tradition vivante, le phare pieux qui éclaire les générations courant après lui au-devant des écueils.

Que ceux qui accusent les médecins de sensualisme connaissent peu l'hygiène mère de la médecine, première et dernière nourrice de l'homme, et que ceux qui ne la respectent pas sont punis de leur impiété !

Nous n'avons le droit d'altérer ni notre corps, ni notre âme. Tout attentat à notre type normal est une faute devant l'hygiène, comme devant la morale. Ni ascétisme, ni sensualisme. Nous devons perfectionner harmoniquement tout notre être. Rendons à l'espèce ce que nous en avons reçu. La vie est une dette que l'homme doit acquitter sous peine de faillir à la nature.

Des Ages et des Sexes.

Nous n'avons examiné, dans la dernière séance, qu'incidemment et à vol d'oiseau l'hygiène des âges et des sexes ; permettez-moi de compléter cette étude aujourd'hui.

La vie nous apparaît, à son commencement, jaillissant de la profondeur et de la nuit des organes, comme l'étincelle du sein des nuages électriques. Les éthers atmosphériques, distingués en électricité positive et électricité négative, impatients de s'unir pour satisfaire l'attraction réciproque qui est en eux, de même que les affinités chimiques, affections plus intimes et, si j'ose ainsi parler, plus

4

étroites de la matière, rappellent les sympathies propres à la matière organisée et vivante : attraction ou pesanteur, affinités et sympathies qui donnent aux choses et aux êtres leurs formes, leurs constitutions, la sensibilité et le mouvement.

Le principe vital est une sorte de lumière, de chaleur, d'électricité ou de force, dont la forme ou idée est spécifique et individuelle, c'est-à-dire variable comme les types des espèces et des individus. Ce principe réalise dans les êtres qui en sont pénétrés, l'image ou portrait héréditaire, tiers produit qui a son individualité propre, et qui se distingue par là de tous les êtres vivants, comme son origine et ses facultés le distinguent des objets inertes.

Ces vérités éclatent d'évidence, surtout quand on observe, sans parti pris, la simple évolution d'un être à travers les âges.

Après la fécondation florale d'une plante, on voit l'ovule, organe incomplet et stérile pris isolément, attirer à lui les sucs du rameau qui le porte, se développer, grandir et mûrir, parcourir, en un mot, les phases diverses qui allument la vie presque au sein des liquides, constituent ensuite ses organes, et achèvent l'œuvre vitale en sculptant, avec leur ciseau invisible, la graine, et en elle un embryon capable de renouveler et propager la forme, les couleurs, les parfums et les propriétés presque toujours utiles de la plante mère.

Il en est ainsi dans toutes les espèces. L'ovule, aussitôt fécondé, est lancé dans la carrière de vie (?), comme le disque dans l'arène antique.

Au lieu d'être rejeté comme une sécrétion inutile, il s'établit au lieu même où le souffle vital l'arrête. Il prend possession des liquides et des solides qui l'entourent, comme, dans la savane, l'Américain s'empare de l'espace où il établit sa demeure. Habitation passagère, mais indispensable pour le fortifier et le rendre capable de vivre de la vie plus exposée du monde extérieur.

Voyez la graine confiée au sol, et observez ce qui se passe en elle et autour d'elle pendant sa germination. Absorption des liquides contenus dans le sol, tuméfaction de la semence, métamorphose des éléments anatomiques et des liqueurs qui enveloppaient l'embryon, tout, autour de lui, fermente et se fond en une sorte de lait qu'il absorbe aisément. Aliment improvisé qui explique comment l'embryon, à peine visible le plus souvent, devient une plante qui fait éclater l'enveloppe extérieure de la graine, et abandonne cette demeure après avoir épuisé l'amidon, la gomme, le sucre et les huiles qu'elle contenait et qui ont été le premier aliment du nouvel être.

Mêmes phénomènes se passent pour l'embryon humain. Il vit, d'abord, comme celui des plantes, aux dépens du milieu qui lui est propre, et rappelle exactement celui de la graine ; après quoi, il a des organes temporaires qui lui permettent de jeter de véritables racines dans le sein maternel, racines vasculaires à l'aide desquelles il se nourrit, comme la plante, avec ses propres racines.

Pendant cette période de greffe animale, le jeune bourgeon s'organise, se constitue, se prépare pour la vie distincte ou individuelle, pour le combat de la vie.

C'est pendant cette période de vie cachée que s'opèrent les phénomènes mystérieux de l'organisme ; c'est alors, si l'on est observateur éclairé et désintéressé, que l'on assiste au merveilleux spectacle où l'on voit les liquides devenir solides, les sucs se transformer en tel ou tel tissu, les tissus se mêler et s'unir en étoffes diverses, desquelles se détachent successivement ou simultanément, par séries logiquement préparées, les systèmes et les organes : les ébauches se lient entre elles aussi harmoniquement que les viscères parfaits ; tout concourt, tout consent, tout s'harmonise comme un concert magique dont on ne verrait pas les exécutants. Tels sont les enseignements de la physiologie ou de l'anatomie vivante, — enseignements précieusement recueillis par l'hygiène.

Le tableau qu'elle a sous les yeux lui montre la fragilité du nouvel être, et les soins indispensables à sa conservation et à celle de la santé maternelle, précautions simples à résumer, faciles à suivre, utiles à observer pour toutes les mères, indispensables pour celles que des accidents antérieurs ou des idiosyncrasies spéciales menacent du chagrin et du danger de voir leurs espérances déçues.

Les soins hygiéniques que réclame la vie humaine pendant les mois qui précèdent la naissance se réduisent, quand la santé maternelle est normale, à éviter une trop grande fatigue physique, à éloigner ou combattre les soucis et les préoccupations et toutes les causes morales qui peuvent tenir en échec les fonctions de la vie animale. Le régime doit être en rapport avec les besoins réels de réparation : il serait aussi inconséquent de vouloir s'alimenter, malgré des répugnances réelles et légitimes, que de faire une diète de parti pris. Telle personne a besoin d'un régime qui, non-seulement ne convient pas à telle autre personne, mais l'appétit varie avec le mois, la semaine, le jour et l'heure : variations qui correspondent à un travail intime qui dicte à l'estomac les besoins des organes où s'est allumé le foyer de vie.

C'est en cela que l'observation, doublée de l'expérience, est un précieux conseiller, — car il est facile de prendre pour des symptômes des phéno- mènes physiologiques spéciaux, et le moindre inconvénient qui puisse résulter d'une telle erreur est d'ennuyer et de fatiguer, alors que la vérité est un cordial qui relève à la fois les forces physiques et morales.

L'hygiène des vêtements varie elle-même selon la saison, le jour, l'heure, l'état actuel de la per- sonne et ses prédispositions morbides. L'instinct, devenu dans notre espèce une habitude éclairée, dicte à chacun, selon ses impressions et ses obser- vations personnelles réfléchies, dans quelle me- sure et comment il faut être vêtu. Ce qui importe et qui est plus ou moins étroitement nécessaire, suivant les idiosyncrasies, c'est de ne s'exposer à aucun refroidissement capable de troubler la dou- ble santé de la mère et de l'être qu'elle porte dans son sein.

Ainsi, vivre de la vie du foyer, distraite et ra- fraîchie, quand la saison le permet, par de courtes promenades à pied; vivre doucement dans le pré- sent et regarder l'avenir avec joie : telles sont, pour la femme, les meilleures conditions pour faire une longue et pénible traversée, mais dont les fatigues s'évanouissent dès qu'on a touché au port.

En effet, non-seulement les souvenirs du voyage sont vite dissipés, mais *la nature* toujours maternelle, surtout pour les mères qui en sont la plus belle et la plus exacte personnification, double leur vie et leur bonheur après les avoir mises à l'épreuve.

Un enfant est né, un tout petit enfant qui s'ignore et ignore tout ce qui l'entoure, et la maison en est remplie. Que de joie, mais aussi que d'embarras, que de sacrifices sans nombre subis sans murmurer, si tout s'harmonise ! Dans ce cas, les matériaux considérables portés vers les organes où s'édifie, en miniature, un monument humain, ces matériaux de vie changent de siége et de nature sans changer de destination; le sang devient lait, et le nouveau-né, au lieu de s'alimenter comme une plante, c'est-à-dire comme il avait fait avant de voir le jour, de bourgeon devient un nourrisson qui saisit de ses lèvres et pressera bientôt dans ses mains la nouvelle source jaillissante de vie.

Le souffle vital a conquis désormais son siége définitif pour l'enfant et pour sa mère : pour l'enfant, qui respire et boit la vie; pour la mère, qui presse sur son sein celui qui sera toujours son *enfant*, à quelque âge et à quelque position qu'il arrive.

Mystères toujours nouveaux et toujours sublimes

que ces spectacles de la division ou multiplication du principe de vie, que ces constructions organiques sans architecte apparent, et ces déplacements du foyer vital, et ces instincts si infaillibles et si doux qui rapprochent, après la naissance, l'une et l'autre moitié de la vie maternelle pour ainsi dire doublée!

Si tout était livré à l'instinct, tout irait bien : quelle mère bien portante penserait jamais à se séparer de son enfant, ou à verser entre ses lèvres autre chose que le lait de son sein?

Et cependant, par nécessité, par incurie ou par des motifs moins avouables, que d'exceptions à cette loi de nature! Qui croirait, si l'évidence ne le montrait, que les nourrices pussent être, pour ainsi dire, une mode ou un objet de luxe? Passe encore la nourrice à domicile, parce qu'au moins le nourrisson n'est pas exilé du foyer de la famille et que, tout étrangers que soient le lait, les caresses et les soins qu'il reçoit, il est entouré de la sollicitude maternelle.

Mais que les garanties de toute espèce diminuent quand le nourrisson est éloigné de la vigilance de ses parents ! Que les nourrices qui sont livrées au seul sentiment de leur devoir et qui l'observent sont rares, et combien elles sont méritantes !

Celles-là sont deux fois mères; elles goûtent

deux fois, dans la même période d'allaitement, les grâces indicibles des nourrissons !

Je ne veux faire le procès ni des mercenaires qui visent plus aux échéances qu'à la santé des petits êtres qui leur sont confiés, ni des mères auxquelles la santé ou d'autres obligations respectables imposent le douloureux sacrifice de se priver du plus doux et du plus saint des devoirs : les reproches blessent les personnes mêmes auxquelles ils ne s'adressent pas, tandis que le spectacle du devoir accompli, des joies et des intérêts mêmes qui s'y rattachent ne saurait être indifférent.

L'intérêt, dis-je, doit inspirer à la mère d'allaiter son enfant. Or, je n'entends par là ni l'économie, ni les avantages indirects quels qu'ils puissent être, qui découlent de cette grande fonction ; je parle de l'intérêt étroit et immédiat qu'a toute femme bien portante à nourrir son enfant.

En effet, on ne voit pas assez que la meilleure garantie que puisse avoir une jeune femme nouvellement devenue mère, contre les accidents voisins de la naissance de son enfant, à juste titre redoutés, que la meilleure sauvegarde est donnée par la nature qui transporte le foyer de vie où il doit être, qui l'éteint d'un côté quand de l'autre elle l'allume, qui délivre les entrailles blessées en transportant à la mamelle le courant des liquides destinés, ici et là, à nourrir le nouvel être. — On ne trompe pas impunément la nature; à moins d'user de beaucoup d'artifice, elle proteste. L'aliment vital était préparé pour deux personnes; le nourrisson est-il éloigné? l'indigestion ou engorgement des organes supérieurs et inférieurs est imminente; il n'y avait qu'à suivre l'hygiène, il faut avoir recours à la médecine!

Tout cela n'est-il pas regrettable? n'y a-t-il pas là un malentendu, un préjugé ou des usages déplorables? ne court-on pas légèrement aux écueils, quand on a devant soi la sécurité de la santé?

Quand on sort des voies larges et lumineuses, on se prépare mille mécomptes. Représentez-vous un enfant revenant, je pourrais presque dire se présentant, comme un étranger, dans sa famille. S'il est déjà grand et plein de connaissance, pour me servir du langage des nourrices, il est aussi embarrassé qu'embarrassant : on dirait une nouvelle recrue arrivant au régiment. S'il est plus jeune, il faut encore, pour ainsi dire, réveiller les sentiments naturels endormis, rompre ou plutôt fondre la glace du temps écoulé depuis les larmes de la première séparation.

Quand le sevrage a été heureux et bien fait, que la santé et les soins ont été en harmonie, la greffe des sentiments reprend vite, très vite. Si, au contraire, comme il arrive trop souvent, le nouveau venu se présente avec un air campagnard, qui n'a rien de déplaisant, mais, ce qui glace le sourire même des mères, avec l'air malingre, chétif; s'il a le ventre gros, les membres grêles, la figure pâle, la physionomie triste; s'il est immobile, froid et ne répond pas aux caresses et aux sollicitations maternelles; s'il en est ainsi, et il en est trop souvent ainsi, il nous semble sentir, dans cette entrevue, après une longue séparation, comme un malaise, une sorte de regret, sinon de reproche intérieur.

Enfin, l'enfant est rentré au bercail et, pour cette fois, on ne peut lui faire le reproche de l'avoir quitté : c'est la légende renversée de l'Enfant prodigue. Il est bientôt lavé, vêtu, transformé, embrassé, méconnaissable pour ceux qui l'avaient vu la veille au village; lui seul est satisfait sans paraître étonné, heureusement : son étonnement éveillerait peut-être un sentiment pénible.

Je ne puis me séparer de cet être qui n'a pas encore, pour ainsi dire, d'individualité propre, sans faire remarquer combien il ressemble à un juge ou mieux à la justice. — Il est ce qu'on l'a fait et rend ce qu'on lui a donné. Je ne parle pas de l'héritage de sang, qu'il ignore et qu'il connaîtra plus tard;

j'entends parler de ce terrain neuf de son cœur
qui, n'ayant pas été ensemencé d'affection, ne
saurait en rendre, tandis que, au contraire, celui
qui a été allaité par sa mère a contracté envers elle
la dette la plus douce à acquitter : celle de la
reconnaissance. On avait cru ne donner que du
lait, mais le lait était le véhicule de sentiments
indestructibles qui ont été, pour jamais, se fixer
au cœur. — Je ne sais, mais il me semble impossible d'admettre, à moins d'aberration morbide,
qu'un fils, un enfant par le sang et par le lait,
puisse jamais oublier ce double gage d'affection ;
qu'il ne passe, au contraire, toute sa vie en face
du souvenir agréable et fortifiant de l'amour dont
il a été l'objet.

Que dirai-je des succédanés du lait maternel, du
biberon et de la bouillie considérés à tort, trop
souvent, comme d'excellents auxiliaires de l'allaitement, lorsqu'ils ne sont tout au plus que des pis-
aller !

Quand le lait de la mère abonde, que le nourrisson vient bien, que le visage de l'un et de l'autre
réflète la santé, n'est-ce pas folie que de faire
intervenir, surtout avant la fin de la première
année de l'allaitement, des aliments plus ou
moins mitonnés et vantés par des personnes,
tantôt préoccupées de la santé de la mère, tantôt

réellement convaincues de l'excellence de leurs conseils; parce qu'elles auront vu des nourrissons résister à des aliments trop forts pour leur âge, mais oubliant ou ignorant les nombreuses victimes de l'alimentation mixte, alors que les organes ne sont pas préparés à la recevoir?

La diarrhée chronique, le rachitisme et souvent la mort, sont les tristes résultats de cette impéritie d'autant plus à redouter qu'elle est plus aveugle et plus opiniâtre.

Le sevrage surtout fait courir ces dangers, lorsqu'il est anticipé ou brusquement opéré. Il n'offre, au contraire, aucun inconvénient s'il n'a lieu qu'entre la première et la seconde année du nourrisson, et si l'alimentation nouvelle ne succède au lait que lentement, progressivement, selon les lois mêmes de l'instinct.

Le nourrisson, en effet, se sèvre de lui-même sur les genoux de sa mère. Pendant les repas, il goûte peu à peu les divers mets, les recherche et finit par oublier le sein.

Mais quittons les nourrissons et les mères : on n'avancerait guère dans la vie si on ne sortait de leur giron.

Il ne s'agit plus de faire des chairs roses et de partager des sentiments enfantins; l'enfant court au loin à l'aventure; il fait trembler sa famille; il la préoccupe, il l'inquiète; il faut lui donner une éducation appropriée à ses forces physiques et à ses aptitudes intellectuelles et morales : le voilà devenu écolier!

Nous venons de voir se succéder et se compléter l'alimentation lactée et l'alimentation mixte. — Les mêmes principes s'appliquent à l'éducation proprement dite. — Il ne faut ni parquer absolument dans le foyer domestique, ni exiler les enfants arrivés à la seconde phase du premier âge. Il est bon pour eux et pour la famille que les liens s'étendent, que l'initiation à la vie réelle, je veux dire extérieure, commence; que le sentiment et la pratique des droits et des devoirs soient ébauchés. — Pendant l'absence de son enfant, la mère refait les forces dépensées sous toutes les formes de son ingénieuse sollicitude. Elle reprend courage et patience, et son amour, rallumé par l'éloignement momentané de son fils ou de sa fille, lui fait tendre des bras plus forts et plus affectueux, s'il est possible, à leur retour de l'école.

Ainsi, par de douces et insensibles transitions, les séparations plus longues et plus pénibles de l'avenir sont préparées. Et puis, quel guide plus doux, quel répétiteur plus patient que celle qui voit s'épanouir le bourgeon qu'elle a tenu si longtemps dans ses bras!

Il n'y a pas de maître qui ne soit heureux d'avoir la mère pour collaborateur de l'éducation de son élève.

Qu'il ait huit ans ou qu'il en ait quinze, la répétition en famille rend l'écolier plus laborieux et le travail à la fois plus agréable et plus utile.

Je me hâte, dans cette esquisse d'hygiène morale, de rappeler au jeune homme émancipé, livré à la liberté de l'étude de son choix, comme au jeune ouvrier sur qui la famille fonde de légitimes espérances, que le travail non-seulement est un devoir pour tous, mais surtout pour ceux qui ont un apprentissage à faire, une dette de reconnaissance à payer. Qu'ils n'oublient, ni les uns ni les autres, que le plus vrai et le plus salutaire plaisir qu'ils puissent jamais goûter a sa source dans le travail. Que le travail est le glaive qui rend l'homme libre et indépendant de ses passions. Qu'ils sachent combien sont goûtées les plus simples, les plus honnêtes et les moins coûteuses distractions après le travail. — Le repos seul est déjà un plaisir; il y faut peu ajouter, surtout quand on se sent entouré de la satisfaction des siens et pénétré de la sienne propre, pour que la joie devienne du bonheur.

Plaisirs sains, pris à la lumière du jour, partagés par la famille ou l'amitié, renouvelés comme

les labeurs dont ils découlent, tels sont les conseils
que donne l'hygiène à la jeunesse, pour favoriser
le développement harmonique de son corps et de
son âme.

Qu'au milieu des entraînements de son âge et de
son sexe le jeune homme prenne pour exemple
des qualités dont nous parlons, la jeune fille du
même âge, sa sœur, si douce, si modeste et si
occupée. Au lieu de chercher au loin l'idéal, il le
trouvera presque toujours près de lui, dans celle
qui est plus qu'une amie, si elle est moins qu'une
mère; dans celle qui s'enorgueillit ou rougit de
son frère, selon sa conduite, et qui réalise, à ce
moment de la vie où l'on est sollicité par tous les
souffles, qui réalise ce rêve d'affection qui, plus
tard, sera satisfait, comme il est venu lui-même
satisfaire et compléter le foyer de l'affection pater-
nelle et maternelle. La nature n'a pas voulu
livrer l'homme à lui-même ou à l'homme : *homo
lupus homini*, dit le vieil adage. J'ajouterais
præsertim sibi lupus. L'homme est un loup pour
l'homme et surtout pour lui-même.

Au plaisir qui sollicite, entraîne et égare souvent
le jeune homme, succède l'ambition. Je ne parle
pas de l'ambition légitime de satisfaire aux charges
de la famille, comme aux devoirs imposés à tout
homme, mais d'une passion moins louable.

Il est du devoir de l'hygiène de rappeler aux
hommes arrivés à l'équateur de la vie, que les
préoccupations qui n'ont pas pour objet la satisfaction des besoins naturels et légitimes, que les
soucis de l'ambition pour l'ambition, ou de la
fortune pour la fortune, et non pour les grands et
nobles mobiles, que ces soucis, dis-je, sont
malsains et condamnés par l'hygiène comme par
la morale.

Si le travail a tempéré la fougue de la jeunesse,
si l'âge mûr n'a été empoisonné par aucune passion délétère, la vieillesse est un temps de repos
et de doux recueillement : comme un ouvrier à la
fin d'un long travail, le vieillard regarde avec satisfaction la tâche accomplie ; ou bien encore, les
vieilles générations parvenues au sommet de la
vie ressemblent aux Orientaux se rafraîchissant
dans leurs jardins suspendus, respirant et soupi-
rant entre le travail et le repos, entre la terre et
le ciel, entre le commencement et la fin de la vie.

On pourrait représenter l'hygiène tenant un
miroir de chaque main. L'un de ces miroirs,
éclairé par la lumière du jour, nous montre
l'homme extérieur, la physionomie de l'homme
peinte par la physiologie et la morale, telle, à peu
près, que nous venons de la montrer ; l'autre
miroir reçoit, du dedans, la lumière qui l'éclaire,

5

lumière de l'anatomie qui nous fait voir les changements divers et successifs qu'éprouvent les tissus
et les organes, selon les sexes, dans la traversée
des âges : constitution toujours en métamorphose,
mise surtout en péril quand s'opèrent les grands
changements nommés phases de la vie. — Voici
le moment d'allumer le flambeau de l'anatomie :
observons.

Et d'abord, pour simplifier cette étude, je vous
ferai remarquer, tant les âges ont d'influence sur
les sexes, combien peu diffèrent les enfants, quels
qu'ils soient, jusqu'à l'âge de puberté, et combien
le temps, qui a distingué et presque séparé les
êtres au milieu de la vie, pour les unir, combien
le temps, dis-je, les harmonise, et comment il les
identifie, enfin, en éteignant ou plutôt en métamorphosant les sentiments des époux ! L'amitié la
plus étroite, la plus indivisible, rapproche ceux
que d'autres liens avaient unis, si bien que, non-
seulement leurs goûts, leurs sympathies et leurs
antipathies se ressemblent, mais encore leurs
allures. La même heure dicte et satisfait les mêmes
habitudes ; on était deux, on est devenu un ; l'unité
a remplacé l'union, si bien que la vie et la mort
enchaînent les couples, qui sont réellement unis
par la nature sous les lois d'une hygiène commune.

Jusqu'à la puberté, dis-je, la constitution des

enfants de l'un et l'autre sexe est fort analogue.
Légers et souples par les os, qui contiennent
beaucoup plus de matière organique ou animale
que de sels calcaires, leur squelette abonde de
cartilages destinés plus tard à s'ossifier. Les ligaments qui unissent les articulations sont formés
d'un tissu moins dense et plus élastique que celui
qui le remplacera plus tard. Ce qui sera fibre et
résistant est encore cellulaire comme une étoffe à
mailles peu serrées. Les muscles, d'une couleur
rosée, sont tendres, capables de contractions
vives mais peu énergiques, et les nerfs qui les
excitent sont relativement peu volumineux, ainsi
que la moelle épinière et le cerveau dont ils con--
duisent les ordres ou les stimulations. Cette prédominance des centres nerveux et des rameaux qui
s'en détachent explique la vivacité des impressions, la curiosité insatiable et l'infatigable activité,
j'allais dire l'ivresse de sensibilité et de mouvement
des enfants jusque vers la puberté.

Prédominance à cet âge, à peu près égale pour
l'un et l'autre sexe, des vaisseaux lymphatiques;
même blancheur et même carmin de la peau,
mêmes appétits et mêmes digestions, c'est-à-dire
mêmes viscères. Aussi bien les maladies de l'âge
qui nous occupe portent-elles plus particulièrement
sur les vaisseaux lymphatiques et le système ner-

veux. L'enfance est aussi sujette, en raison de
l'activité de la circulation et de la rapide élabora-
tion du sang, aux inflammations aiguës de la poitrine, du ventre et de la tête, affections galopantes
qui peuvent mettre la vie en danger par une sorte
d'explosion, et qui, heureusement, ont une naturelle tendance à guérir et à guérir vite.

Il découle de ce que nous disons que l'hygiène,
qui doit éloigner les erreurs et les maux que nous
signalons, nous enseignera à surveiller et le régime
des enfants et leurs vêtements, et leurs travaux et
leurs jeux, et les bonnes et les mauvaises tendan-
ces de leur santé pour les corriger. Mais, autant
d'êtres, autant de prédispositions, autant d'habitudes, autant de milieux, autant de prescriptions
spéciales.

En général, il est bon de donner satisfaction à
tous les besoins légitimes de cet âge, mais ils doivent être réglés, car l'intempérance en toutes
choses est le propre des enfants, le premier et le
plus sérieux des écueils contre lesquels il faut les
préserver.

Au fur et à mesure que l'impressionnabilité des
organes internes et externes diminuera, qu'ils
s'acclimateront aux influences qui les entourent,
l'observance de l'hygiène pourra être moins étroite;
mais n'oublions jamais que la vie est une longue

expérience, qui ne s'acquiert avec tous ses avantages que progressivement, et évitons de la payer
au prix de la santé.

Si l'hérédité est un bon héritage, que tout soit
harmonique, on ne tarde pas à être témoin d'une
mue ou mutation intéressante. L'énergie remplace
la légèreté, les formes dessinent plus les muscles
et les os, précédemment couverts d'une peau
indiquant à peine leur existence. Celle-ci se colore,
s'ombrage, les traits s'accentuent, la voix prend
un timbre plus grave, les mouvements sont moins
fréquents et plus mesurés, ainsi que les paroles ;
tout cela démontre une nouvelle phase, des phénomènes nouveaux, des désirs et des aspirations
nouvelles, je ne sais quoi qui fait que la vie se
manifeste plus intense et pleine de promesses pour
l'avenir.

Le moment n'est pas loin, en effet, où la plante
est mûre, où les tissus et les organes ont atteint
ce degré de perfection qui leur permet de porter
des fruits à leur tour.

Entre l'épanouissement de la jeunesse et l'âge
mûr existe un intervalle qu'il serait aussi illusoire
de déterminer par des chiffres, que si l'on voulait
établir à quel âge commence la vieillesse. Déter-
minations factices, quelles qu'elles soient, dont se
rit la nature, et que l'hygiène réduit aux phases

réelles et quelquefois critiques de l'enfance, de la puberté, de l'âge mûr et de la vieillesse.

La maturité est, en effet, plus ou moins précoce et tardive, comme la puberté et la vieillesse elles-mêmes; et l'hérédité, plus que l'hygiène même, en marque la date précise. D'une manière générale, elle offre une harmonie parfaite entre tous les systèmes et organes. Les os ne sont ni aussi souples que ceux de l'enfant ou de l'adulte, ni aussi fragiles que ceux du vieillard. Les tissus fibreux des ligaments, des tendons, des parties destinées soit à lier, soit à protéger, à unir les os entre eux, comme dans les articulations, ou les muscles aux os, soit à protéger les viscères du ventre par de larges membranes fibreuses, ou encore à isoler le cerveau et la moelle épinière abrités déjà par le crâne et les vertèbres, tous ces cordons, toutes ces toiles ou membranes ont atteint leur perfection.

Même harmonie entre les systèmes sanguin et lymphatique, entre le sang veineux et artériel, entre les impressions physiques et morales, et les organes chargés de les réfléchir avant de les satisfaire.

Au moment où l'homme atteint l'apogée de ses facultés et en jouit pleinement, la femme paye son large tribut à la nature et traverse des épreuves qui ne lui sont légères que si sa santé n'est pas compromise. Ordinairement, les dangers les plus sérieux de la maternité, qu'ils viennent de la constitution ou de l'incurie, sont éloignés. La mère de trente ans sait, par expérience, l'hygiène qui lui convient et celle que réclame la santé de ses enfants. Toutefois, plus elle approche de l'heure du repos, plus elle a vaillamment rempli tous ses devoirs, plus elle a, nécessairement, été éprouvée, et c'est alors qu'elle a besoin de redoubler de sollicitude pour elle-même. Qu'une imprudence ou une grave erreur hygiénique serait déplorable si sa vie était mise en danger, quand elle est entourée de ses fruits, et alors qu'ils ont encore besoin de l'ombrage de son affection !

La femme, en raison des fonctions mêmes de la maternité, passe deux fois, à la puberté et à l'âge de retour, par une sorte de métamorphose qui doit éveiller l'attention de l'hygiéniste.

A l'une et à l'autre époque, et pour des causes contraires, sa santé réclame l'air, le soleil, les doux exercices, la paix ou les douces joies, des aliments réparateurs, le lest, en un mot, dont a besoin, comme un navire, sa santé oscillante ou chancelante.

La dette une fois payée, les viscères de la maternité entrent en repos ; le lait et le sang, devenus inutiles, se tarissent; les organes reprennent leur primitif développement. — La santé, désormais, a une assiette fixe. Les tissus et les viscères qui avaient été soulevés, comme des flots, par le souffle de la maternité, reprennent leur position normale, et cette accalmie s'accompagne ordinairement des beaux jours de l'arrière-saison de la vie.

Ce temps d'arrêt correspond à la pleine maturité chez l'homme. Les époux se retrouvent alors, sans s'être séparés, après avoir fait chacun sa campagne, l'un au dehors, l'autre dans la maison, campagne différente mais harmonique, où les forces et les courages ont été égaux, et qui se couronne par la douce retraite, conquise en commun et en commun partagée; retraite d'où l'on contemple, d'un même regard et d'un même sentiment, la famille qui s'élève, d'un même regard et d'un même sentiment celle qui s'incline à l'horizon de la vie.

Vous peindrai-je les outrages du temps sur des corps qui les ressentent d'autant moins que ces outrages sont partagés, que la santé est plus entière? — Qu'ils paraissent surtout légers quand l'affection est au centre et aux rayons du foyer domestique !

Que les os perdent leur chair et se pétrifient; que le sang circule plus paresseux et plus noir;

que les viscères soient lents à leurs fonctions,
comme les organes du mouvement; que les sens
s'émoussent et que la peau se flétrisse; que les
muscles se dissèquent sous le scalpel inexorable
du temps, et que l'homme n'ait plus que l'aspect
d'un squelette, non-seulement il est un objet de
vénération et de piété, mais plus son corps s'éva-
nouit, plus son âme se dégage; ses paroles sont
plus écoutées, son expérience se réduit en apho-
rismes; on recueille doucement, sans y penser,
le plus précieux des legs, le testament moral, qui
sera d'autant mieux exécuté qu'on sent en soi la
vérité, pour ainsi dire vivante, des enseignements
que l'on reçoit pour les transmettre à son tour.

L'hygiène physique du vieillard exige, plus que
celle des adultes et des enfants même, l'observance étroite des règles qui régissent l'alimentation
et les vêtements.

Leur régime doit être réparateur, mais ni exci-
tant, ni trop substantiel : dans l'un et l'autre cas,
on prépare la pléthore, c'est-à-dire les graves dangers des congestions et des hémorrhagies. A plus
forte raison, le régime doit-il être mesuré de façon
à éviter l'indigestion.

Chez l'enfant, comme chez l'adulte, cette indis-
position n'entraîne, en général, aucun accident
sérieux. Dans la vieillesse, au contraire, l'estomac

se décharge très difficilement, et les efforts nécessaires pour l'expulsion des aliments non digérés
peuvent déterminer des apoplexies ou coups de
sang capables de donner la mort.

Nous avons vu une pauvre femme tomber sans
connaissance et sans mouvement pour avoir pris
intempestivement un verre d'eau suivi d'une indigestion ; elle ne revint à elle qu'après de longues
sollicitations de l'arrière-gorge qui soulevèrent et
évacuèrent enfin l'estomac, incapable de rien
prendre et de rien rendre, et dont les efforts te-
naient le cerveau comprimé et momentanément
paralysé. — Des dangers pareils, dis-je, sont
imminents chaque fois qu'un vieillard prend plus
qu'il ne peut digérer.

S'il ne court pas ce péril immédiatement, et
que le flux du ventre résulte d'écarts habituels du
régime, il prépare la diarrhée chronique, qui est
bien avec le catarrhe des bronches ou des diverses membranes muqueuses l'affection la plus
ennuyeuse et la plus grave dont il puisse être
atteint.

Catarrhe de ventre et de poitrine, rhumatisme
des articulations ou des muscles, sans parler des
affections aiguës de tel ou tel viscère, capables
d'entraîner la mort en quelques jours, telles sont
quelques-unes des peines qu'inflige la maladie,

férule sévère de l'hygiène, quand on ne respecte pas les lois de la santé.

Chez les enfants, les fonctions suspendues ou troublées se relèvent comme uu ressort bien trempé, mais celui des vieillards a été affaibli par l'âge; aussi bien ne se relève-t-il que lentement et souvent incomplètement. — Qu'ils n'oublient pas que les maladies aiguës tendent, en raison de l'âge, à devenir chroniques, tendance inverse et éminemment heureuse qu'on observe aux autres phases de la vie.

Puisque les vieillards sont très vulnérables, qu'ils suivent les conseils de l'hygiène; qu'ils observent ceux mêmes qu'ils savent si bien donner à leurs petits-enfants ; ils atteindront ainsi, sans infirmités, le but du long voyage de la vie. J'insiste sur les infirmités, parce qu'elles empoisonnent l'existence de ceux qui en sont atteints et les rapports des personnes qui les entourent, et parce que la vie, courbée sous le poids des infirmités, me paraît pire que la mort même.

Que le jeune homme et le vieillard sont à plaindre, s'ils ne sont à blâmer, quand ils se livrent à des excès quelconques !

Mais l'hygiène glisse sur les exceptions, et nous avons heureusement de beaux tableaux à mettre sous vos yeux. Je n'en connais pas qui soit plus digne de piété et plus salutaire à contempler que la vieillesse.

Laissez-moi, avant de terminer, vous dire les raisons qui m'ont fait, contrairement aux usages classiques, étudier simultanément les âges et les sexes.

N'est-il pas vrai qu'il est impossible de nous isoler du temps? l'âge ou le temps sont-ils autre chose que des mots abstraits, les simples dates de l'évolution vitale? Age, temps et date n'expriment et ne sauraient exprimer que les rapports successifs ou périodiques d'une chose ou d'un être avec quelqu'un ou quelque chose. La succession des phénomènes qu'on a soumis aux conditions du temps et de l'espace peut avoir lieu et s'opère avec ou sans sablier ni horloge, et malgré toute pendule et tout cadran; de même l'espace, que l'on définit la place occupée par un corps, qu'est-ce autre chose que ce corps lui-même?

Les âges ne sont donc que les phases mêmes de l'économie vivante dans leurs rapports avec le calendrier. Or, ces phases ou évolutions des êtres de tel ou tel sexe sont indivisibles ou inséparables du temps ou des âges auxquels elles correspondent.

Nous ne pouvions donc, sans artifice, en faire une étude distincte.

De même, il est impossible de séparer l'hygiène de la physiologie et de l'anatomie, comme j'ai essayé de vous le montrer. En effet, l'hygiène ne fait qu'achever, avec le pinceau de la santé, les portraits dessinés par l'anatomie et peints par la physiologie.

Je n'ai insisté ni sur la dentition, ni sur les phénomènes critiques des âges et des sexes. Il m'a semblé aussi qu'il vous importait peu de savoir quelles étaient les différences de conformation sexuelle de la poitrine, du bassin et des membres eux-mêmes, connaissances qui intéressent plus la science proprement dite, ou les artistes, que les personnes qui s'occupent de leur santé.

Que vous sachiez ou que vous ignoriez la proportion exacte de l'air respiré dans les diverses phases de la vie, la quantité, par centièmes ou par millièmes, de la fibrine, des globules ou des sels du sang, selon les âges et les sexes, ce sont des faits, je le répète, peu dignes de votre attention, et qui ont plus d'attraits pour les savants que pour les gens du monde. Or, j'espère que vous ne m'en voudrez pas d'avoir écarté les épines ou les arêtes de la science.

On m'a fait, enfin, le gracieux reproche d'être trop court; peut-être, aujourd'hui, vous aurai-je paru trop long. Si, malgré mes intentions, j'ai

abusé de votre bienveillance, je m'efforcerai plus
encore, à l'avenir, de la mériter.

De l'Habitude, des Habitudes morbides, de l'Imminence morbide et de l'Hérédité.

La formule des questions que je pose devant vous vous indique, une fois de plus, que l'hygiène n'est pas seulement l'égide qui protége la santé, mais qu'elle est encore le glaive par lequel nous sommes affranchis des maladies qui nous menacent. Le programme que je viens de tracer nous montre, au premier coup d'œil, les rapports de cause à effet qui lient l'habitude mauvaise à une habitude vicieuse des organes, laquelle n'est déjà plus la conséquence immédiate de notre volonté. Nous voyons des troubles physiologiques légers ébaucher et préparer l'imminence morbide c'est-à-dire évoquer le spectre de la maladie, menace présente ou prochaine, mais moins insidieuse et moins rebelle, en général, que cette menace qui se transmet par le sang, et dont la main glisse invisible à travers le temps, et va frapper, non pas un organe, mais l'organisme : hérédité morbide qui jaillit de l'amour et qui empoisonne ses fruits.

Tel est l'intérêt qui s'attache à cette étude, intérêt aussi grand que l'espèce humaine, qui s'impose aux nations comme aux individus, intérêt que l'hygiène est fière de tenir dans ses mains, puisqu'il embrasse le cycle entier de l'humanité, qu'il tire du passé et du présent la lumière qui doit éclairer l'avenir ; mais responsabilité devant laquelle reculerait l'hygiéniste qui ne serait pas pénétré de la sainteté de ses devoirs.

En effet, quelle tâche plus grande et plus délicate que celle qui consiste à dicter à l'homme ses devoirs étroits et intégraux ; ses devoirs en tant qu'individu, ses devoirs lorsqu'il s'agit de choisir celle qui partagera avec lui la haute responsabilité de la vie des êtres qui n'ont ni choix, ni volonté, puisqu'ils ne sont pas encore, mais qui ont le droit, dès qu'ils sont jetés dans la carrière de vie, de demander compte à leurs parents de leur santé présente et future.

Tâche immense et faite pour épouvanter les plus forts, lorsqu'il ne s'agit plus d'un homme, mais d'un peuple ; quand l'hygiène, interrogeant l'histoire et posant sa main sur la poitrine et le front d'une nation, sondant ses reins, lui dit la vérité, et·quand la vérité est à la fois désagréable à entendre et difficile à pratiquer !

Heureusement, nous avons à nous occuper d'une hygiène plus modeste ; notre cadre est assez vaste, d'ailleurs, pour satisfaire le plus ardent besoin de répandre la lumière.

L'habitude, a-t-on dit, *est une seconde nature;* Mirabeau, si je ne me trompe, a ajouté, pour mieux faire sentir la justesse de ce mot, *la nature est une première habitude.*

En effet, l'habitude enveloppe tout l'homme, du berceau à la tombe ; les facultés intellectuelles et morales sont soumises à sa loi, aussi bien que les fonctions inférieures ; le corps, l'esprit, chaque organe et l'organisme entier, tous les âges, toutes les professions comptent avec le moule de l'habitude : le talent et le génie même ne sont, l'un, qu'une habitude spécialisée, l'autre, une première et une seconde habitude, c'est-à-dire un héritage cultivé par l'éducation. Le grand Newton disait lui-même que génie et talent ne sont qu'application, habitude et routine. Puisque tels sont les

6

fruits de l'habitude, je n'ai que faire de citer des exemples d'habitudes mauvaises. Vous sentez qu'à tout bien correspond un mal, et combien il importe de s'incliner du côté du bien, afin d'éviter le mal et ses fâcheuses conséquences.

Je viens de vous dire que l'habitude s'impose aux âges, et je n'ai besoin que d'éveiller votre attention pour que vous remarquiez, tout d'abord, combien le nourrisson personnifie l'habitude : il n'est pas un de ses besoins ou habitudes naturelles qu'il ne soit facile de modifier. Les nourrices, dit-on, doivent se plier aux exigences des nourrissons ; cela est vrai, surtout pendant les premiers mois, mais les rôles ne tardent pas à changer, et les nourrissons sont trop souvent à la merci des nourrices. Heureusement, l'habitude les protége les uns et les autres : la veille, le sommeil, le repos, le mouvement, les heures des repas, tous les besoins et toutes les fonctions, pour ainsi dire, finissent par s'harmoniser. Après s'être courbée de corps et d'esprit pour se mettre à la portée du nourrisson, la mère peut enfin se tenir debout, la main de son enfant dans la sienne; ils peuvent marcher de pair, causer et s'entendre, entrer en commerce plus intime d'idées et de sentiments. L'habitude secondant la nature, élève l'enfant jusqu'à sa mère qui, désormais, au lieu de se

courber, lèvera les yeux pour regarder son fils,
et s'appuiera sur lui de corps et d'âme, recevant
ainsi, par un échange naturel, le double appui
qu'elle lui avait prêté.

Nature et habitude, tels ont été les moteurs de
ces lentes, je devrais dire de ces trop rapides métamorphoses de la vie.

Qu'est-ce que l'éducation, prise dans sa plus
large acception, autre chose que la répétition d'enseignements ou de pratiques physiques ou morales, une sorte de routine ou d'habitude tendant à
rendre propre et spontané, j'allais dire naturel,
ce qui est appris, ce qui est copié, ce qui s'imprime
comme un caractère typographique, en attendant
que l'intelligence sépare l'esprit de la lettre, grâce
à une autre et supérieure habitude, celle de penser, de digérer et métamorphoser pour aboutir à
s'assimiler les idées et les sentiments des autres
hommes?

L'éducation tend donc à donner de bonnes habitudes à l'âme et au corps, à les éloigner des dispositions mauvaises, et à mettre le jeune homme
en état de juger du prix des belles et bonnes choses, à le porter vers elles et à lui donner le moyen
d'y atteindre.

Haute gymnastique que celle qui développe à la
fois les muscles des membres et ceux du cerveau,

si j'ose ainsi parler, les fonctions physiques et les facultés qui arment le jeune homme pour la *chasse de la vérité*, pour emprunter le langage de Platon !

Que les jeunes gens, les jeunes filles, les parents, les maîtres restent bien convaincus que l'âme s'incline comme le corps, que le jugement se dévie comme la taille, que le cœur s'altère comme le sang, que, presque toujours, tout penche ou se dresse à la fois, et que l'habitude est l'institutrice cachée, bonne ou mauvaise, qui élève ou abaisse le corps et l'esprit.

Dirai-je à un jeune homme quelles habitudes sont bonnes et quelles mauvaises, celles, par conséquent, que l'hygiène condamne? Ce n'est pas en dénonçant le mal, mais en signalant les dangers des pentes, funestes deux fois quand elles sont mauvaises et habituelles, que l'hygiène peut être utile. Tout ce qui n'est ni praticable au grand jour, ni avouable en bonne compagnie, est, d'une manière générale, malsain. — Voilà le critérium. — La camaraderie, lorsqu'elle entretient les habitudes mauvaises, nuit au jeune homme, quelles que soient ses ressources de santé et d'argent, quelle que soit sa profession ; la camaraderie, dis-je, quand elle est un entraînement habituel condamné par la raison et la conscience, est un leurre de plaisir dans le présent et un danger pour l'avenir.

En effet, nous sommes l'habitude vivante : entrons-nous dans la carrière, faisant chaque jour ce qu'exige chaque jour, *nous continuons* par la force de l'habitude, c'est-à-dire sans effort de volonté. Tout se pondère ainsi : le travail et la distraction alternant, la vie s'accomplit comme une tâche, laissant le labeur accumulé par le temps et, au lieu de regrets amers, le plaisir d'avoir vécu en homme et non comme un être inutile.

Voyez, au milieu de la vie, l'homme qui a contracté de bonnes habitudes, quelles que soient sa fortune, sa profession, je ne dis pas sa santé : elle est nécessairement bonne si ses habitudes ont été bonnes; l'homme, dis-je, qui a ainsi vécu passe son existence dans la satisfaction et la sécurité, parce qu'il n'a semé aucun regret dans son cœur, et a su conserver entières ou libres, en les occupant, ses forces physiques et morales.

Il ne m'appartient pas d'insister sur les rapports étroits qui lient l'habitude avec les professions manuelles, artistiques ou scientifiques. Vous sentez quel horizon on découvre dès qu'on arrête son attention sur de tels sujets.

Toutefois, quel ouvrier ignore que son talent s'acquiert par l'habitude? et qu'est-ce que l'apprentissage, si ce n'est le pli répété que reçoivent la main, l'œil, tout le corps et les facultés concurremment mises en jeu ? quel ouvrier a besoin d'apprendre combien il doit se défendre des mauvaises habitudes, sous peine de faire moins, moins bien et avec plus de fatigue son travail ; sous peine de voir diminuer sa paye et l'affection de la famille, qui compte légitimement sur son labeur et qui serait si heureuse de lui exprimer, dans des plaisirs partagés, la reconnaissance du bien qui coule, avec la sueur, du front du père et de l'époux ?

Tout cela, on le sait ; je dis plus, chacun le sent, car la conscience est aussi vigilante qu'infaillible, et elle éclaire et juge tout homme en ce monde.

L'hygiéniste, vous le voyez, devient un moraliste dès qu'il n'a plus besoin de signaler des dangers physiques et les moyens de les éviter ; quand sa tâche se borne à faire le double tableau du bien et du mal, et à mettre en perspective leurs conséquences.

Parler d'habitude aux vieillards, ce serait faire un entretien avec l'habitude personnifiée. Il n'est que trop vrai de dire que la vieillesse récolte les fruits de ses bonnes ou mauvaises habitudes, et qu'en général elles restent telles, à cet âge, qu'elles ont été, pour ainsi dire, léguées par les âges précédents.

En effet, le vieillard hérite de lui-même. Que ceux qui ont, comme les jeunes générations éga-

rées par le prisme du soleil levant, qui ont, dis-je,
subi les illusions du crépuscule, que ceux-là sont
à plaindre! Ils auraient beau répondre : on ne
peut déraciner les vieilles habitudes sans emporter
le sol avec les racines, nous leur répondrons : oui,
si elles sont bonnes; mais nous dirons, au nom
de l'hygiène : si elles sont mauvaises, arrachez le
chiendent jusqu'à la racine, jetez-le au feu et la-
bourez, et vous n'aurez pas, peut-être, assez fait.

L'habitude est la mémoire des organes; la mémoire proprement dite n'est qu'une habitude de
l'esprit; elles ont l'une et l'autre le même mécanisme, les mêmes lois. — L'hygiène, ou gymnastique du corps et de l'âme, ne diffère que comme
diffèrent la volonté et le mouvement, la cause et
l'effet, différences, vous le voyez, qui constituent,
en fait, la plus étroite solidarité.

Il n'y a pas plus d'opposition entre les habitudes
physiques et morales qu'entre l'hygiène et la thérapeutique ou cette branche de la médecine qui
s'occupe du traitement proprement dit. — Seulement, celle-ci se préoccupe plus des indications ou
besoins extérieurs des climats et des milieux particuliers où se trouvent les malades, tandis que la
seconde administre des remèdes au lieu d'air, de
soleil, de chaleur et de propreté.

Les oscillations normales de la vie ressemblent à

celles du pendule. L'hygiéniste est l'horloger qui règle le pendule vital. — La ressemblance va plus loin : les fonctions de la vie animale ont leur temps de repos et d'activité, repos, il est vrai, relatif.

Les fonctions de la vie organique ou inconsciente et involontaire, comme les fonctions intellectuelles et morales, ne sont jamais dans un repos absolu, même pendant le sommeil : la perception des idées et des sentiments, pour être confuse, n'en existe pas moins; il y a circulation constante et continue, si je puis m'exprimer ainsi, pour l'esprit comme pour le sang.

Les organes du corps et de l'âme se reposent, pendant le sommeil, comme les soldats après une étape, en se promenant. Le repos complet, pour la double circulation dont nous parlons, serait la mort; pour les soldats, le repos serait un engourdissement et souvent un refroidissement.

Telles sont les habitudes qu'inspire l'expérience, et dont l'hygiène consacre la valeur.

L'habitude démontre et développe la souplesse des fonctions physiques et morales. Nous nous habituons à l'aiguillon de la douleur comme à celui du plaisir. L'aise ennuie quelquefois plus vite que le malaise, me disait un jour un paysan, parlant de son fils qui le quittait....

Les uns condamnent, les autres vantent l'habitude; erreur double : les habitudes ne sont en elles-mêmes ni bonnes, ni mauvaises; mais il en est de bonnes et il y en a de mauvaises.

La vie sociale qu'est-elle autre chose que l'instinct de société réglé par les habitudes de tel peuple et de tel siècle ?

Les professions montrent combien l'habitude peut s'individualiser et se spécialiser dans tel ou tel organe.

C'est la loi commune à toutes les professions; elle est la condition étroite du talent et du génie même.

Quand l'habitude professionnelle exige une accoutumance longue, difficile et non sans danger, comme la profession médicale, par exemple, elle porte le nom de *tolérance* ou *indemnité* professionnelle.

Les arts manuels et les beaux-arts, l'art militaire et l'art de cultiver le sol, comptent avec l'habitude en ce qu'ils ont de mécanique.

Le vice et la vertu ne sont qu'habitudes bonnes ou mauvaises entées sur des dispositions naturelles. Les penchants, quels qu'ils soient, sont des habitudes acquises par l'hérédité.

L'habitude enfante la gourmandise et la sobriété; elle donne la paresse ou fouette l'inertie; la prodigalité et l'avarice sont des habitudes avant d'être des défauts ou des vices. Or, l'hygiène ne se borne pas à signaler les maux engendrés par les habitudes mauvaises : elle les combat efficacement par des habitudes contraires, appliquant le vieil adage *contraria contrariis*, en opposant les contraires à leurs contraires, la modération à l'excès, la mesure à la débauche.

Les bonnes habitudes donnent au nourrisson la santé et la gaieté ; les mauvaises, la maladie et les chagrins que subissent, comme une punition, les personnes qui ont négligé les soins de propreté, de vêtement et d'alimentation nécessaires pendant le premier âge.

Le vieillard bien portant ne fait que recueillir le fruit de ses bonnes habitudes. — La vieillesse, d'une manière générale, est l'habitude personnifiée, vivante. Elle devient même une routine, et c'est ainsi que l'homme parvient à doubler sa carrière et son bonheur.

Mais c'est pendant la jeunesse que l'empire de l'habitude est important à étudier : l'esprit, le cœur, le corps, le caractère, toutes les améliorations que comporte cet âge, ont pour condition essentielle la pente de l'habitude, que l'hygiéniste doit s'appliquer à rendre parallèle à la pente des bonnes inclinations, et perpendiculaire, si vous me pardonnez cette expression, aux mauvais penchants.

Qu'est-ce que l'expérience, si ce n'est le fruit de l'habitude? Qu'est autre chose la patience du sage que l'habitude de supporter ce qu'il ne peut éviter?

L'estomac, le cerveau, le cœur, les nerfs, les muscles, tous les organes, toutes les facultés, toutes les fonctions, les peuples et les individus, doivent à l'habitude la plus grande part de leurs biens ou de leurs maux. Que l'instituteur est heureux quand il n'a pas besoin de sarcler les mauvaises habitudes avant d'en semer de bonnes!

Que de sympathies et d'antipathies que l'on croit instinctives, et qui ne sont que des habitudes!

Le progrès par l'hygiène, le progrès de l'individu et de l'espèce, la marche ascensionnelle vers le bien, le beau et le vrai, ont pour guide indispensable l'habitude.

Le Lapon boit l'huile de poisson par nécessité et aussi par habitude. Les Chinoises qui atrophient leurs pieds dans des chaussures trop étroites, par habitude et mauvais goût, sont plus à blâmer et moins à plaindre que les Lapons.

Que dire ou que penser des personnes de notre pays qui ne respirent qu'à demi dans des corsages trop étroits! L'hygiène proteste avec autorité et énergie contre les caprices mêmes de la mode, qu'elle prive d'air les poumons, ou qu'elle expose les poitrines, en les découvrant, aux vicissitudes du chaud et du froid. En somme, l'habitude est un excellent outil pour la culture de l'homme physique et moral, et, si nous avons dû signaler les dangers des habitudes mauvaises, il serait injuste d'oublier qu'elle donne aux sens plus de délicatesse, qu'elle rectifie le jugement, qu'elle nous apprend, enfin, à dégager la vérité de l'erreur.

Elle est la pierre de touche de la morale : il n'y a, en effet, que les bonnes habitudes qui laissent un goût agréable. Les plaisirs malsains sont empoisonnés par leur nature et par l'habitude même.

Elle est la sentinelle vigilante des malades et la lumière du médecin : quand, après les orages d'une maladie grave, l'habitude physiologique se fait voir, elle rappelle l'Iris qui présage le ciel serein de la santé.

On a dit que l'habitude détruit la volonté et la liberté; assurément, si l'on entend par là qu'elle diminue l'énergie de l'effort de l'âme ou du corps. Mais quelle ne serait pas l'erreur de celui qui croirait que l'homme vertueux est sans mérite, parce que la vertu est devenue chez lui une habitude! On pourrait aller, en raisonnant ainsi, jusqu'à lui faire un crime d'avoir reçu héréditairement assez de vertu ou de génie pour en être une sorte de personnification.

Qu'est-ce que l'art, le talent, si ce n'est l'habitude réalisée ? On ne doute pas que les artistes dramatiques aient beaucoup à compter avec l'habitude, mais on ne remarque pas assez que l'écrivain, par exemple, est une sorte de mécanisme dont les idées et les sentiments remuent une plume et noircissent du papier. Qu'est-ce, enfin, que l'art oratoire, que l'éloquence qui part du cerveau, jaillit des lèvres et fait vibrer les cœurs ? qu'est-ce autre chose que le produit suprême des longs labeurs de l'esprit, des exercices du corps, des habitudes, enfin, qui ont lié le geste à l'idée et au sentiment, de telle sorte qu'au lieu d'un produit de l'habitude, on croie assister à une génération spontanée du génie ?

Je ne puis laisser, quoiqu'à peine ébauché, le sujet dont je vous parle, sans vous dire que l'habitude est la consolatrice naturelle de toutes les douleurs. — Il n'est souffrance, ni physique, ni morale qui, heureusement, ne s'émousse par l'habitude. S'il en était autrement, l'homme mourrait des plaies de son corps et de son âme avant le milieu de sa carrière. — Que ferait la médecine, quand l'art, désarmé, est en face de l'opprobre de l'impuissance ? que ferait le médecin si l'habitude

ne le secondait lui-même, quand il est en face de
peines qu'il ne peut qu'incomplètement soulager,
et s'il n'avait acquis, par habitude, la tolérance
physique et morale que réclament les opérations
sanglantes, et si le dévouement n'était, chez lui,
une sorte d'habitude, quand les épidémies sévis-
sent et que la peur et la mort, l'une aussi pâle que
l'autre, troublent toutes les âmes et les enveloppent, pour ainsi dire, de leurs ailes ?

Des mauvaises habitudes aux habitudes morbides, il n'y a qu'un pas : elles sont la conséquence
les unes des autres. — Nous allons donc compléter
cette étude par celle des habitudes morbides. Mais
rappelons, en finissant, que patience, sagesse,
sobriété, courage, vertu, aussi bien que leurs
contraires, aussi bien que tous les vices et tous les
défauts correspondants, sont les fruits de l'habitude
et du tempérament, et que le meilleur correctif
des mauvaises dispositions ou des vices héréditaires est l'habitude, et j'entends la bonne.

Les habitudes morbides, indépendamment des
prédispositions dont nous allons nous occuper
dans un instant, résultent d'abus de régime, de
vêtement et d'habitudes mauvaises quelconques,
ou bien elles sont l'effet plus ou moins direct et
inévitable de la profession.

Nous avons parlé incidemment des premières,

et elles seront l'objet, plus tard, d'une étude spéciale; arrêtons-nous un instant sur les secondes,
qui constituent autant de chapitres d'hygiène privée qu'il y a de professions.

Autant les habitudes devenues morbides, avec
connaissance de cause et par une sorte de com-
plaisance, intéressent peu l'hygiéniste, qui ne
peut, dans ce cas, que signaler les écueils, autant
les accidents ou les dangers éloignés, auxquels
s'exposent les personnes livrées tout entières et
trop aveuglément aux exigences professionnelles,
sont dignes d'intérêt.

Que celui-ci, abusant quotidiennement et sciemment de la pipe, de tel ou tel liquide, arrive à
la maladie, demandant au corps plus qu'il ne peut
et ne doit donner, et irritant les organes; que
leur protestation légitime ne soit pas écoutée;
que le fumeur fume à se brûler la langue ou
à se rôtir l'arrière-gorge; qu'il tarisse les premières sécrétions, et que l'estomac se révolte contre des digestions ou des absorptions sans nombre
et sans choix; que ces avertissements soient inutiles, et que celui qui est son propre bourreau en
souffre et s'en plaigne, l'hygiène écoutera ces do-
léances et lui donnera ses conseils. Mais combien
plus lui sera sympathique celui qui, comme un
soldat valeureux, s'oubliant au fort du combat

professionnel, oublie sa santé et sa vie même dans
l'accomplissement du devoir !

A celui-là, artisan de la main ou de l'esprit, qu'il
tienne une plume ou un marteau, qu'il soit assis
sur le fauteuil de la justice ou dans la chaire du
professorat; qu'il soit debout, comme l'avocat devant la barre ou comme la sentinelle qui veille à
un intérêt social, à tous ces hommes victimes du
devoir ou menacés de le devenir, nous dirons : au
nom de votre intérêt et de ceux qui en sont solidaires, et au nom des services mêmes que vous ren-
dez et qu'il est désirable que vous rendiez encore,
au nom de la famille, de l'amitié et de la société,
ne vous oubliez pas dans l'accomplissement de vos
fonctions !

. Le courage qui est téméraire n'est plus du courage : le dévouement vrai doit être réfléchi. Il n'appartient à personne de jouer légèrement, encore
moins de donner sa vie, à moins que le sacrifice
en·soit nécessaire.

Pourquoi donc, comme les hommes de génie
dont nous regrettons les maux et la perte, pourquoi les meilleurs et les plus braves iraient-ils,
par oubli ou par ignorance, au-devant de malheurs
faciles à éviter?

Que ceux qui se sentent emportés par de telles
pentes, qui ont leurs contraires hideux dans les

préoccupations égoïstes, que ceux-là, dis-je, apprennent que l'on ne peut tenir un organe toujours en haleine, sans qu'il souffre et sans faire souffrir le reste de l'économie par raison de solidarité ; qu'ils ne soient pas les esclaves d'habitudes exclusives, complices de la maladie.

Nous dirons à celui qui travaille assis : reposez-vous en vous promenant ; à celui qui marche par profession : asseyez-vous ; aux travailleurs de l'esprit : exercez d'autres organes que le cerveau ; à tous et à chacun, enfin : ne vous livrez à l'habitude professionnelle qu'avec la liberté et la volonté de vous en affranchir quand il le faut, au nom de la santé et de la vie même.

Quand l'habitude mauvaise a engendré l'habitude morbide, que celui-ci a contracté, par incurie, un catarrhe des bronches ou un rhumatisme, celui-là un enrouement chronique ou des migraines pénibles, qui une infirmité, qui une autre infirmité, fille d'une profession marâtre, dans ces cas, dis-je, on tombe dans l'habitude morbide.

L'imminence morbide, dont je ne vous dirai que quelques mots, parce qu'elle est plus du domaine de la médecine que de celui de l'hygiène, l'imminence morbide est un état qui n'est ni la maladie, ni la santé, état souvent ébauché par les habitudes morbides ou des habitudes simplement mau-

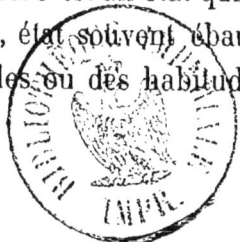

7

vaises; état, enfin, qui est, dans un avenir prochain, pour la santé, ce qu'est à longue échéance l'hérédité morbide.

Que vous soyez menacé de la rougeole ou d'un rhumatisme, d'une affection grave ou légère, si l'échéance n'est pas éloignée, vous êtes sous le coup d'une imminence morbide ou de la menace d'une maladie.

Vous sentez combien il y a et combien il peut y avoir d'imminences : presque autant que de maladies, car il n'en est pas une seule, à moins qu'elle n'ait une cause traumatique ou vulnérante, qui n'ait de prodromes, c'est-à-dire de symptômes avant-coureurs; or, les avant-courriers ont reçu des ordres qu'ils tiennent de l'imminence morbide.

J'en ai dit assez, si j'ai pu me faire comprendre. — Plus de lumière va jaillir, de l'étude de l'hérédité, sur les états que nous venons d'examiner rapidement.

L'hérédité, avons-nous dit plus haut, représente un bon ou mauvais héritage; nous n'aurons pas tant à nous préoccuper des bons que des moyens d'améliorer les mauvais.

Jusqu'à ce dernier quart de siècle, l'hérédité physiologique et l'hérédité morbide étaient presque entièrement livrées à l'empirisme. L'observation relevait bien ou mal des faits dont la rédaction ne valait guère mieux que les interprétations dont ils étaient l'objet.

Il a fallu que la médecine redevînt elle-même, c'est-à-dire s'éclairât des lumières de l'histoire de tous les êtres vivants; qu'elle cherchât, par comparaison, la vérité qu'elle en pouvait dégager, et que cette lumière, enfin, fût purifiée par le foyer des sciences nommées, à tort, accessoires, pour que le problème de l'hérédité pût recevoir une solution satisfaisante.

Problèmes abstrus, en effet, que ceux que propose la vie, surtout quand ils sont couverts par la poussière du temps, et surtout parce qu'ils ont des lois propres, toutes différentes de celles de la physiologie et de la médecine ordinaires.

Préjuger de l'avenir d'un être bien portant ou d'une santé accidentellement et légèrement altérée, est un pronostic facile; facile aussi est le traitement qu'elle réclame.

Mais lire dans un être en apparence bien portant, ou atteint d'un mal récent et en apparence bénin; voir sous la cause occasionnelle la cause cachée, héréditaire, la prédisposition morbide; découvrir dans un rhume, à son début, les préludes d'une phthisie pulmonaire, ou dans de légers et fugaces transports, le délire ébauché d'une folie héréditaire, telles sont les énigmes que propose l'hérédité à l'hygiéniste.

Et cependant, beaucoup de prétendus savants méprisent une science qui le leur rend bien en les livrant à l'ignorance de ses lois.

Ce qui est le plus fait pour étonner et éveiller d'autres sentiments, c'est que les physiciens et les chimistes se préoccupent plus que certains médecins de la nature du principe de vie et d'intelligence, et que les éleveurs ont étudié les lois de l'hérédité chez les animaux, les ont étudiées et les connaissent, et que les horticulteurs ont mieux utilisé les lumières de leur science que l'homme ne l'a fait de la sienne propre, en ce qui touche les nombreuses et importantes lois de l'hérédité saine ou morbide.

Le docteur Lucas et quelques autres médecins font exception, heureusement, pour l'étude de l'homme. Darwin, sans parler des naturalistes ses devanciers qui se sont occupés des plantes et des autres espèces, a aussi donné l'exemple aux médecins.

La sélection ou choix et amélioration des types des animaux domestiques et des plantes, à l'aide des croisements et suivant les lois héréditaires ; les limites extrêmes des espèces et des variations individuelles, au point de vue de l'intérêt scientifique

et au point de vue de l'économie agricole, telles
ont été les questions importantes, toujours étudiées
et encore une fois savamment examinées, sinon
résolues par le naturaliste anglais.

Je ne connais, en France, personne, dont le travail ait l'étude de l'homme pour objet, qui puisse
mieux lui être comparé que le docteur Prosper
Lucas.

Les œuvres de ces savants honorent et leur nom,
et leur pays, et l'humanité. Malheureusement, il
est à craindre que nous n'en profitions guère plus
que des nombreux ouvrages enfouis dans les bi-
bliothèques, témoignages immortels du génie humain et, à la fois, de l'indifférence de la plupart
des hommes pour ce qui devrait le plus les intéres-
ser.

Quoi qu'il en soit des œuvres et des hommes de
génie, nous lisons dans les livres des docteurs Lucas
et Darwin, livres que réclame l'hygiène, combien
l'hérédité doit être interrogée lorsqu'il s'agit de
mariage. Et nous insistons, regrettant qu'on con-
sulte plus souvent, en pareille occurence, le no-
taire que le médecin.

La grosse question du mariage, dans ses rapports
avec l'hygiène, est facile à traiter dans un ouvrage
destiné à des lecteurs spéciaux; mais il n'est pas

de sujet plus délicat même à effleurer, quand on doit ménager de nombreuses et légitimes suscepti- bilités.

Toutefois, il est des vérités qui doivent être pro- clamées partout et connues de tous, tant elles impor- tent à la fois au bonheur présent et futur de ceux qui s'unissent par le mariage. Bien plus, il est du devoir étroit de l'hygiéniste d'avertir et de préve- nir, laissant à chacun, ensuite, la responsabilité de ses actes.

Or, l'hygiène enseigne que deux tempéraments lymphatiques, par exemple, non-seulement ont pour produit le lymphatisme, mais presque tou- jours la scrofule. — L'hygiène enseigne, d'une ma- nière générale, comme je vous l'ai dit, que tout ce qui tend à faire prédominer un système sur les autres systèmes, tend à la maladie. — Unissez deux personnes éminemment nerveuses, et non- seulement elles s'harmoniseront mal, ne pouvant être le complément l'une de l'autre, mais, à plus forte raison, ne faudra-t-il pas s'étonner que leurs enfants soient atteints de prédispositions aux mala- dies nerveuses.

Quand nous voyons une personne épileptique, nous interrogeons l'hérédité, et elle nous en donne presque toujours la raison. — Les hystériques lè- guent trop souvent leurs aberrations nerveuses, surtout à leurs filles, à cause de la prédominance ordinaire du système nerveux chez la femme.

Les maladies héréditaires se manifestent, tantôt à un âge, tantôt à un autre âge, suivant le degré de leur développement au moment où se transmet la vie; suivant les influences correctrices de l'un ou l'autre élément paternel ou maternel, selon que la santé l'emporte d'un côté sur le principe de la maladie, ou selon que le rapport contraire existe.

Quoi qu'il en soit, que le danger soit imminent ou éloigné, qu'il menace, malgré la fausse sécurité donnée par une ou deux générations bien portantes, l'hygiéniste sait que la ligne tracée par l'hérédité est tantôt droite, tantôt courbe, tantôt parabolique, que le danger n'existe pas moins, quoiqu'il ne soit pas imminent, de sorte qu'il est sage, dans tous les cas, de se prémunir.

C'est alors qu'il est indispensable de faire de l'hygiène rigoureuse et d'en faire sans cesse, si l'on ne veut voir fermenter les levains morbides endormis.

Quelle famille jouit d'une immunité complète du côte de l'hérédité? quelle est celle dont tous les membres ont observé l'hygiène assez pour être en pleine sécurité? Les prédispositions des tempéraments et des idiosyncrasies ne sont autre chose que des imminences morbides héréditaires qui ne demandent, pour faire éclore la maladie, que le concours de circonstances anti-hygiéniques.

On comprend aisément que toute maladie héréditaire a été primitivement conçue par l'organisme, si je puis m'exprimer ainsi ; il ne faut donc pas oublier que les abus, que les excès, que l'incurie même peuvent ébaucher des affections, non-seulement mortelles, mais transmissibles par l'hérédité.

Le legs du sang, qu'il soit bon ou mauvais, s'impose sans bénéfice d'inventaire ; quelle responsabilité ne pèse pas, par conséquent, sur ceux qui engagent, dans les voies de la maladie, les générations innocentes des maux ou des fautes héréditaires !

Il ne m'est pas possible d'aller au delà de l'ébauche que je viens de tracer du grand sujet de l'hérédité.

Mais je ne puis m'arrêter sans rappeler, et aux personnes atteintes de maladies communicables soit par le temps, soit par l'atmosphère, et aux personnes qui les entourent de leurs soins et de leur affection, de ne jamais négliger de demander à l'hygiène jusqu'où peut et doit aller le dévouement, et par quels moyens il peut s'exercer sans péril.

En résumé, l'hygiène ne choisit pas seulement l'aliment physique et moral ; elle forme chacun de nous dans le moule de l'habitude et de l'hérédité.

Elle fait plus : elle pétrit et modèle de ses puissantes mains le cœur des peuples, et leur infuse, autant qu'il est en elle, l'idéal de la morale.

Elle éclaire, en outre, et trempe l'esprit et le caractère des nations au feu des grandes idées et des nobles sentiments dont elle est le foyer permanent, et sans cesse grandissant sous le souffle du progrès dont elle est la mère.

Le sang de la famille et l'habitude personnelle sont le type primordial d'où coulent le sang des races et leur tradition : sang et habitude ou tradition qui obligent tout peuple, comme tout individu, sous peine de déchoir.

Patrimoine de la tradition ou héritage de l'espèce qui a pour ressort et pour garant l'honneur des familles, des races et de l'humanité; patrimoine que tout homme a mission d'augmenter, et qui ne saurait être en péril sans faire voiler la face de la mère-patrie.

Dieu me garde de rien avancer de contestable ou d'évoquer de purs fantômes.

Quand la science visite les sentiers du cœur humain, faut-il être étonné de voir s'envoler, par essaims, des vérités ailées comme des papillons et pures comme la lumière?

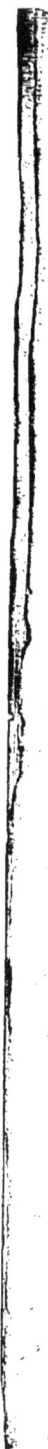

De la Constitution et de l'Instinct.

J'ai esquissé, sous vos yeux, les tempéraments divers et leurs variétés ou idiosyncrasies ; il nous reste à voir comment ils constituent, si vous me permettez ce pléonasme, comment ils constituent, dis-je, la constitution.

Nous complèterons cette synthèse par l'étude de l'instinct, première et dernière lumière de la vie, et partant, de l'hygiène physique et morale.

La constitution résume tous les éléments précédemment étudiés : tempéraments, idiosyncrasies, âges, sexes, habitudes, hérédité ; elle est le faisceau qui constitue l'individualité. Constitution et individualité mobiles et changeantes comme la vie même.

On peut dire de la constitution ce que Buffon a dit du style : c'est l'homme. On pourrait en dire autant de celle d'un peuple.

Je ne saurais vous parler des variétés constitutionnelles normales, sans vous représenter l'ensemble de l'organisme et de ses fonctions.

Posons d'abord la charpente osseuse qui sert d'appui, de protection et de levier aux organes. Vous en savez assez par les formes que dessinent les os.

Partout où vous voyez des mouvements, il y a nécessairement des muscles, ou la partie rouge et contractile de la chair, et, nécessairement, les muscles, pour remuer une partie du squelette, doivent y avoir des points d'attache.

Nous négligeons de vous parler des muscles, des organes intérieurs, tels que l'estomac, l'intestin, etc., dont les mouvements ou contractions s'exercent de telle sorte qu'ils n'ont qu'à faire circuler les matières qui les traversent. Poches, tubes ou réservoirs dont le but final est d'agir de la circonférence au centre, comme font nos lèvres et nos paupières.

Mais la contractilité n'est que le *pouvoir* de se contracter. Il faut aux muscles un stimulant, un agent, un maître, un ordre, qui vienne tantôt du dedans, et qui est alors ou la volonté ou un besoin, tantôt du dehors, et qui est ou une prière ou un ordre dont l'aiguillon frappe l'oreille ou la peau ; cruauté révoltante quand elle s'exerce sur l'homme, et qui a provoqué la loi *Grammont*, laquelle ne protége pas encore assez les pauvres animaux.

Les nerfs sont les maîtres des muscles, et, par conséquent les premiers agents du mouvement. Ces cordons blancs et déliés qui émergent, les uns, du cerveau, ce sont surtout les nerfs des sens, la plupart des autres naissant de la moelle contenue dans la colonne vertébrale, les nerfs, dis-je, donnent aux muscles la sensibilité et le mouvement.

Sensibilité et mouvement volontaires pour ce qui touche, en général, les organes des sens et les fonctions extérieures ; involontaires et inconscients à divers degrés, quant aux viscères ou organes intérieurs.

Passez des filets nerveux de l'une et l'autre espèce, presque toujours mêlés ensemble ; passez, dis-je, des filets nerveux à travers tous les tissus et les organes ; tracez-y des canaux veineux et artériels contenant, ceux-ci le sang qui va alimenter chaque cellule organique, ceux-là recevant le sang qui a servi, et qui va s'aérer au poumon et se décharger, dans les reins surtout, des excréments

ou résidus de la digestion des organes, et vous
aurez le tableau d'une ville où les places seraient
les poumons; les rues, des bras ou des mains pour
porter les aliments; chaque maison, une bouche
pour les recevoir; des organes inférieurs et cachés,
enfin, ou aqueducs destinés aux excréments solides
et liquides qui ont, dans l'économie humaine,
leurs analogues qu'il est inutile de nommer.

La plupart des fonctions organiques sont ca-
chées, et l'œil de la conscience même n'en aper-
çoit qu'une partie. Nous ignorerions fatalement ce
que nous sommes, quel chiffre d'êtres innombrables composent nos tissus et nos liquides, sans le
secours du microscope.

Les globules du sang, par exemple, échappent
à nos yeux, et cependant ils sont la forme dernière, vivante et individuellement distincte des
aliments.

Toujours en métamorphose intime, toujours en
combustion pour alimenter le foyer vital, toujours
en renouvellement, grâce à l'alimentation gastrique
et aérienne, ils sont précipités comme un torrent
de victimes, et livrés en pâture aux organismes,
fixes et groupés en essaims, qu'on appelle les organes.

Courants de vie et de mort, où ce qui est dé-
voré alimente la vie; boucherie microscopique où

s'approvisionnent, sans se déplacer, les organes dont les fonctions sont immolées à leur tour à des organes et à des fonctions plus importantes, et qui concourent toutes à la conservation de l'individu et de l'espèce.

Si vous avez entrevu les merveilles des phénomènes de ce qu'on appelle les *milieux* intérieurs; si ce simple aperçu a pu vous rendre, en quelque sorte, transparent l'organisme et grossir les organismes élémentaires ou microscopiques qui le composent, peut-être aurai-je éveillé en vous un sentiment qui excusera et compensera les nombreuses imperfections de l'hygiène.

Voyons maintenant la constitution prise en bloc, si j'ose ainsi parler.

La constitution normale est celle où tous les systèmes et organes sont en parfaite harmonie, où il n'y a, par conséquent, ni idiosyncrasie, ni tempérament prédominant. — Malheureusement, il n'en est pas toujours ainsi, et l'équilibre parfait des fonctions est, au contraire, l'exception. Il est rompu tantôt par l'hérédité, tantôt par l'habitude. Il varie ou oscille selon les professions, les sexes, les âges, suivant, en un mot, les influences prochaines ou éloignées, permanentes ou passagères qui agissent sur l'économie.

Je ne vous peindrai pas la galerie des innombrables variétés constitutionnelles; mais il vous importe de connaître les types correspondant aux âges, aux sexes; correspondant surtout, et d'abord, aux systèmes et organes qui constituent l'organisme.

Je vous ai dit, précédemment, que le système lymphatique prédomine, dans l'un et l'autre sexe, pendant le premier âge; que le système nerveux prenait le dessus dans la seconde enfance; que la jeunesse avait, pour ainsi dire, pour attributs des nerfs et du sang bouillants et inépuisables; que l'équilibre persistait pendant l'âge mûr, et que l'apogée des forces physiques et morales était atteint de 30 à 60 ans, sauf les exceptions heureuses ou malheureuses; que le sommeil, enfin, gagnait peu à peu les fonctions de réparations ou digestives, celles de la circulation et de la respiration ensuite, et que le mouvement extérieur et intérieur allait progressivement se ralentissant, parce que les nerfs de la sensibilité et du mouvement, moins bien alimentés, ou peut-être touchant au terme de leur propre carrière, tendaient eux-mêmes au repos.

Si nous ne savons pas pourquoi la vie a ses limites, nous n'en ignorons pas les écueils.

Nous avons peint les physionomies constitutionnelles avec le pinceau de l'hygiène; mais je ne vous ai pas montré par quel ressort caché elle relève ce qui tombe, redresse ce qui incline, modère ou excite ce qui est surexcité ou inerte.

La valeur réelle et intrinsèque, en un mot, et non l'apparence des constitutions, a pour agent la force : foyer individuel émanant du foyer supérieur de l'hérédité, alimenté ou affaibli par l'habitude, et qui reçoit de toutes les influences que j'ai déjà énumérées un souffle de santé ou un souffle de maladie, un souffle de vie ou un souffle de mort.

Il semble qu'on fasse une image alors qu'on se sert de mots propres, quand on compare la vie à une flamme : or, non-seulement la vie est un foyer incontestable de chaleur, mais la lumière est dans chacun de nos sens. On croit à tort qu'il n'y a dans l'œil que la lumière qui y pénètre, et de sons dans l'oreille que ceux qui résultent des vibrations extérieures qui lui sont transmises. Non-seulement les hallucinations qui font voir et entendre certains aliénés jusqu'à les obséder, lors même qu'ils sont plongés dans la nuit et le silence les plus complets, mais les phénomènes les plus simples de mémoire, les tableaux ordinaires de notre imagination prouvent combien les sens ont en eux leur lumière, et j'entends leur lumière propre. Frottez-vous les yeux, la nuit, et vous ferez jaillir la sensation lumineuse ; faites-vous électriser les nerfs gustatifs, et vous aurez des sensations de saveur. Je le ré-

8

pète, nous avons notre propre lumière, et nos rapports avec les foyers extérieurs ne sont qu'un concert; mais la chaleur et la lumière vitales ne sont pas allumées au même degré d'intensité chez tous les hommes et à tous les âges, et il est fort important de le savoir.

L'hygiène, pénétrée de cette vérité, avertira le médecin, par exemple, de ménager les forces de l'enfant et du vieillard plus que celles de l'adulte. Les enfants jettent une vive lumière, si je puis ainsi parler, mais ce n'est qu'un petit luminaire dont la mèche est mince et qui n'est alimenté que par une goutte d'huile. Les vieillards, au contraire, comme une lampe plus riche en coton qu'en liqueur combustible, sont aussi une lumière facile à éteindre. S'il est imprudent de tirer de l'huile d'une lampe qui en a peu, pour la même raison il faut ménager les forces, particulièrement des enfants et des vieillards. C'est aussi pourquoi l'hygiène prescrit plus étroitement, pour ces deux âges, tout ce qui peut fortifier la constitution.

Je parle au nom de l'hygiène, et néglige de vous signaler les exceptions que crée et impose quelquefois la maladie.

Voilà des vues générales; mais l'hygiène, comme la médecine, compose avec les considérations personnelles.

Quand le sang bouillonne, soit habituellement, soit sous l'influence d'une habitude réclamant une crise, une satisfaction, ou qu'un écart d'hygiène l'exige, s'il faut tirer du sang, faites-le couler. Mais s'il n'est pas trop tard ; si, au lieu de lui livrer un cours au dehors, vous pouvez, par le seul régime, diminuer la tension des vaisseaux et l'incommodité qui en résulte ; si vous savez utiliser votre propre sang, vivre sur vos réserves et moins en faire à l'avenir, ne sera-ce pas mieux, plus sage et plus sûr ? Or, tel est le précepte de l'hygiène : savoir est prévoir, et prévoir, c'est être et se maintenir en santé.

L'homme nerveux ou la femme douée d'une constitution nerveuse doivent faire une hygiène physique et morale telle que tout ce qui impressionne et exalte les nerfs, la sensibilité ou l'imagination, soit combattu par des idées contraires. Chacun, en cela, peut et doit être son propre conseil.

Ceux-là dont l'inertie est le fond de la constitution, les lymphatiques, ont plus besoin de secours étrangers. — Ces personnes ressemblent aux jeunes filles trop pâles ou aux malades tombés dans l'anémie ; ici et là le sang fait défaut, paralyse les forces physiques et morales ; l'énergie du caractère est affaiblie comme celle des organes du mouve-

ment; l'hygiéniste est alors indispensable pour se-
couer la langueur, prescrire, comme des remèdes,
les aliments réparateurs, et insister comme s'il
avait affaire à de véritables malades. Que dirai-je
des idiosyncrasies que vous ne deviniez aisément?
Guerre à tout ce qui cloche; guerre aux idiosyncrasies (héréditaires ou acquises), par les *habitudes*
contraires; telle est l'arme principale et invincible,
quand elle est dans des mains intelligentes et de
bonne volonté.

Quand le poumon pêche chez celui-ci, insistez
sur l'hygiène respiratoire et réglez-la selon le malade, selon son état actuel et selon ses antécédents,
selon ses ressources et selon celles de la localité,
de la saison, du jour et de l'heure.

Faites pour le tube digestif selon que l'expérience personnelle du malade vous éclairera et selon votre propre expérience; faites, dis-je, un
choix judicieux parmi les éléments du régime; ne
négligez pas surtout l'hygiène des vêtements, qui
doivent garantir les organes inférieurs des vicissitudes de la température. On ne réfléchit pas assez
qu'on s'enrhume du ventre, comme de la poitrine
ou des genoux; que le dévoiement, le rhumatisme
et la dyssenterie reconnaissent souvent la même
cause que les rhumes et les fluxions de poitrine.

Suivons les saisons qui sont les *habitudes* de la

nature, et mettons les nôtres en harmonie avec
elles, si nous voulons n'être pas punis par l'hygiène qui exige que la constitution humaine et la
constitution du ciel et de la terre soient en harmonie

Je ne m'arrêterai pas à vous dire que le poids
et la taille ne prouvent pas plus la force de la constitution, que le volume du cœur ne saurait exprimer la qualité, le nombre et l'intensité de nos
sentiments.

Il y a évidemment des rapports entre la constitution anatomique des organes et leurs fonctions;
la constitution athlétique, par exemple, implique
nécessairement la force physique, et il est, aussi,
rare qu'un homme intelligent ait une petite tête;
mais, si le poids et le volume du cerveau de Du-
puytren et de Cuvier correspondent à leur génie,
il ne faudrait pas en conclure que les petits hommes ne possèdent pas de bonnes constitutions, ou
tirer la conséquence inverse. L'important, ai-je
dit, est l'équilibre et l'harmonie, et quand cet état
n'est pas menacé par l'hérédité, quand l'hygiène
le préserve d'accidents éventuels, la constitution
brave les âges et le temps, et elle n'a pour limite
à sa durée que la cause inconnue et bien mysté-
rieuse qui a marqué à chacun et à chaque espèce
le terme de sa carrière.

Durée variable, sans doute, mais qui, je le répète, ne peut aller, pour un peuple comme pour une race, au delà d'un siècle déterminé, sous peine de s'éteindre ou de dégénérer.

Les causes principales de dégénérescence chez les peuples sont les mœurs et les institutions, a dit avec autorité et raison Montesquieu.

Ils s'élèvent ou s'abaissent selon leur éducation, selon que leur constitution respire une bonne ou mauvaise atmosphère physique et morale.

Malheur à ceux, comme les Orientaux, qui n'entretiennent le souffle de vie, prêt à s'éteindre, qu'à l'aide d'aromates ou de stimulants, qui font plus tressaillir les fibres de l'organisme qu'ils ne peuvent les alimenter !

La vie s'alimente aux sources de l'hygiène, et les peuples qui dorment ou qui s'énervent vont à un suicide plus ou moins lent, comme tout homme qui méprise le travail et la sobriété et les plus salutaires conseils de l'hygiène.

Ce n'est pas tout de vivre, il faut accroître le foyer de vie. Les vestales entretenaient le feu symbolique de l'amour de la patrie; l'hygiène dit : ce n'est pas assez; il ne suffit pas de conserver le capital ou le mot de la tradition : c'est un devoir étroit d'y ajouter. Le progrès humain ne serait, autrement, que le supplice de Sysiphe. Les nations

qui n'avancent pas reculent, car il y a une loi de
la pesanteur pour l'esprit humain comme pour la
matière. La France, heureusement, a été consti-
tuée de telle sorte que le sommeil n'a jamais touché
ses paupières. Nous le devons, sans doute, à l'instinct propre à notre race.

Mais, avant de parler de l'instinct des peuples,
voyons ce que c'est que l'instinct.

La pierre de touche de l'hygiène, son code intime est en nous; ses préceptes essentiels sont
inscrits par la nature dans le livre de nos instincts.

Lumière intérieure et infaillible chez les animaux, qui est obscurcie dans l'homme moins par
les erreurs de sa raison, comme on l'a dit souvent,
que par ses passions déréglées.

On distingue la passion de l'instinct, parce que
l'intelligence et la volonté éclairent, dirigent et
corrigent la passion plus aisément qu'elles ne peuvent modifier l'instinct. Mais, comme toutes les
facultés qui sont sous l'œil de la conscience et la
main de la volonté, l'instinct peut et doit être observé, étudié et soumis aux lois de l'hygiène.

L'hygiène a pour *critérium* la lumière de l'instinct, et pour sanctuaire la conscience.

Il est le premier précepteur du nouveau-né et
du nourrisson; sa voix est la voix des besoins et
l'organe de leurs souffrances. A cet âge, comme

dans tous les âges, c'est l'instinct normal ou dévié qui sert d'interprète au médecin et à l'hygiéniste, si bien que l'hygiène et la médecine n'ont pas d'autre but que de satisfaire ou de combattre les bons ou les mauvais instincts.

Je ne saurais mieux vous montrer l'importance de l'instinct qu'en esquissant l'hygiène des bêtes, et la comparant, en certains points, avec celle de notre espèce.

Permettez-moi d'éveiller vos souvenirs sur les oiseaux de nos basses-cours qui offrent le modèle le plus parfait de propreté, d'instinct de conservation personnelle et de conservation de l'espèce.

Quoique privés d'eau vive, d'air libre et de liberté, les oiseaux privés, ainsi nommés, sans doute, parce qu'ils sont privés de tous ces biens, nos volatiles, enfin, non-seulement vivent, mais se développent à merveille, pourvu qu'ils ne soient pas dans l'impossibilité absolue de faire de l'hygiène.

Il n'est pas une de leurs plumes qui ne soit, plusieurs fois par jour, l'objet de soins de propreté, surtout lorsqu'il fait beau. Soins indispensables sans lesquels, au bout de peu de temps, ces volatiles deviendraient immondes et ne tarderaient pas à périr.

Je ne suis pas vétérinaire, et par conséquent

compétent, mais il me semble qu'un oiseau sale,
s'il n'est malade, est en train de le devenir.

S'il n'en est pas ainsi des espèces dont je parle,
on peut affirmer, en ce qui touche la nôtre, que le
moindre inconvénient résultant du défaut de propreté, est de troubler les fonctions importantes de
la peau, et d'ébaucher des indispositions sérieuses.

Les oiseaux ne nous enseignent pas seulement
la propreté : voyez la poule, et vous serez bientôt
frappé de la beauté et de la puissance de ses instincts maternels.

Elle pousse même l'amour pour la postérité
qu'elle ne connaît pas jusqu'à couver, sans dis-
tinction, les œufs qu'on lui confie, et sa sollicitude maternelle s'étend aussi bien aux nourrissons
qu'elle a adoptés qu'à ses propres poussins.

Mais elle n'est pas capable que de sollicitude :
le dévouement chez elle va jusqu'au sacrifice de la
vie. Heureusement, la nature a voulu que, devant
un courroux si légitime, tout reculât. Il n'est peut-
être pas un animal capable de forcer une poule
quand sa couvée est en danger, tant l'instinct maternel métamorphose les êtres. Je ne saurais, en
parlant des sublimes délires d'un oiseau, me défendre du souvenir du lion de Florence, qui fut
attendri ou vaincu par la douleur et le courage
d'une mère.

Galien voulant montrer l'infaillibilité de l'instinct, plaça devant un chevreau qui venait de naître, des vases divers contenant l'un de l'eau miellée, l'autre un autre breuvage fait pour allécher et, enfin, du lait. Le chevreau flaira chacun des vases qui lui étaient présentés et, sans hésiter, s'abreuva à celui qui contenait le lait.

Décision de l'instinct qui frappa d'étonnement l'observateur, et bien faite pour étonner. En effet, représentons-nous, par hypothèse, ce problème posé devant une commission académique, et supposons cette commission privée des lumières de l'observation et appelée à donner une solution immédiate.

Que de causes d'erreurs, quels que soient, d'ailleurs, les savants !

Comment concevoir, en effet, *à priori*, les rapports étroits et intimes qui rendent l'alimentation lactée préférable à toute autre, pour tous les mammifères, au commencement de la vie ?

La science cherche encore ce rapport exact. L'analyse a bien distingué, dans le beurre, la caséine et le sucre, des sels du lait ; nous avons une théorie de la digestion, qui est à peu près satisfaisante. — Mais pourquoi, encore, le lait est-il préférable à tout autre breuvage, à tout autre aliment ? Encore moins, la science la plus avancée pourra-

t-elle dire comment le lait, ou tel ou tel des éléments qui le composent, devient, là du poil et du
poil de chevreau, ici des cornes propres à l'âge et
à l'espèce, là tel organe, tel système, tel tissu et
surtout tel instinct.

Haute et suprême métamorphose, qui prouve
combien est vraie cette opinion de Van Helmont :
Quot membra, tot digestiones. Autant de membres
ou organes, autant de digestions.

Métamorphoses des aliments et métamorphoses
des forces qui leur sont propres, en chair, en
sang, en mouvement, en fonctions diverses, en
instinct spécial à l'espèce et à l'individu : tels sont
les phénomènes évidents et constants dont nous
sommes témoins, précieux à recueillir pour l'hygiène, mais dont le secret ne peut être dévoilé
qu'en éclairant chaque *partie* de la lumière de la
conscience et de l'intelligence que nous avons du
tout.

Remarquons, en effet, que notre unité individuelle est une unité harmonique ; que chaque élément de nos tissus et de nos organes a une vie propre ; qu'il en est, enfin, de nos fonctions *instinctives* comme de celles des animaux, et que, pour
être différentes, les fonctions qui se nomment facultés sont soumises à des lois analogues à celles
de tout l'organisme, lois qui rendent solidaires

tous les organes, qui mettent les besoins inférieurs eux-mêmes sous la sauvegarde de la conscience, et qui éveillent l'intelligence et excitent la volonté, quand ils sont impérieux ou blessés par la maladie.

Si de la constitution et de l'instinct de l'homme nous élevons les yeux vers les constitutions et les instincts des peuples, nous sentons combien l'hygiène importe à ceux qui ont pour mission de veiller à la santé du corps social, combien elle est nécessaire et indispensable à l'économiste, au législateur et à l'homme d'État.

Il faut connaître les instincts des peuples pour savoir les diriger.

Qu'on n'oublie pas surtout que leurs aspirations changent avec leur âge et leur expérience.

Les nations, enfin, ont, comme les individus, leurs *vocations*. Les unes sont appelées à représenter plus particulièrement les arts : telles l'Italie, la Grèce ; d'autres, l'industrie, le commerce, exemple : l'Angleterre ; d'autres personnifient la léthargie : ainsi les Asiatiques et les peuples qui leur ressemblent. La France a eu pour mission spéciale d'être l'expression la plus parfaite des plus beaux instincts de l'espèce humaine, et nous espérons qu'elle ne dégénèrera pas.

CONSIDÉRATIONS GÉNÉRALES

sur

L'HYGIÈNE PHYSIQUE ET MORALE, URBAINE ET RURALE DANS LA HAUTE-VIENNE.

J'ai pris l'engagement, en commençant ce cours, de le parler et non de le lire, dès que je serais habitué à mes nouvelles et périlleuses fonctions. Je ne puis terminer cette première partie et vous présenter l'esquisse du programme de la seconde, sans tenir la promesse que je vous ai faite.

Vous m'avez soutenu et encouragé jusqu'ici par votre bienveillance, mais vous sentez combien il est nécessaire, aujourd'hui, que votre indulgence seconde ma bonne volonté.

J'ajoute, en réponse à deux observations qui m'ont été faites : les considérations générales sur les tempéraments, les idiosyncrasies, les constitutions, les âges, les sexes, les professions, etc., sans l'examen desquels il n'eût pas été possible d'être compris quand ces mots se fussent présentés sans cesse dans la suite de ce cours; l'étude de ces notions générales, dis-je, exclut nécessairement, comme tous prolégomènes, l'hygiène pratique à proprement parler. Quant à l'autre observation, savoir : que je considérais peut-être de trop haut la matière de l'hygiène, je répondrai : n'occupant pas une chaire d'enseignement classique, mais placé, au contraire, devant un public qui n'a pas besoin autant de connaître la science proprement dite que d'apprendre à réfléchir sa propre expérience, j'ai dû traiter de l'hygiène de façon à la faire saisir à toute personne, quelle que fût d'ailleurs son ignorance des principes ou des notions préalables que suppose une étude sérieuse de cette science.

Toutefois, il m'était impossible évidemment, m'adressant à des auditeurs diversement préparés à suivre ce cours, d'être également intelligible ou agréable à chacun pris individuellement. Telles idées, telles expressions, trop fortes pour les uns, ont pu sembler bien faibles à d'autres. Placé entre ces deux écueils, je me suis appliqué à les éviter l'un et l'autre, en m'adressant à la moyenne des intelligences qui, si je ne me trompe, représente le

chiffre le plus considérable. Le meilleur cultiva-
teur néglige, malgré lui souvent, une partie de son
champ; je dąsire vivement, si je ne puis l'espérer,
n'avoir rien négligé sciemment de ce que j'ai pu
faire dans la culture qui m'a été confiée.

Le sujet de cette dernière leçon me permet de
vous soumettre des considérations pratiques. Je
suis heureux de pouvoir répondre sitôt au désir
qui m'a été exprimé à ce sujet, et plus heureux
encore du sérieux intérêt que trahit une si vive
impatience.

Les principes d'hygiène que je vous ai exposés
vous permettront, j'espère, si j'ai su me faire comprendre, de saisir les rapports que soutient notre
santé avec notre climat et nos diverses professions.

Le problème que je vais vous soumettre se compose de trois éléments. D'abord, l'homme; puis la
terre, l'eau, les aliments, les vêtements; et enfin,
l'air, l'électricité, l'humidité atmosphérique et le
calorique solaire; éléments divers qu'on peut réduire à deux termes, savoir : notre constitution et
celle de la terre et de l'atmosphère qui nous enveloppent.

Voyons d'abord notre propre constitution. Si
vous vous rappelez les variations que lui font subir, en général, les âges, les sexes, les habitudes
professionnelles ou autres, et avant et par-dessus

tout l'hérédité, je n'aurai plus besoin que de vous
signaler les traits particuliers qui la distinguent,
sinon de celles des autres races, du moins de la
constitution des habitants des autres climats.

Je dois vous rappeler tout d'abord que nous
sommes façonnés, comme l'a dit Montesquieu, par
notre sol et par notre atmosphère ; que notre ori-
ginalité spécifique et individuelle, ainsi que celles
de toutes les espèces animales et végétales, et de
même que le type de tous les individus, sont mo-
difiés par le milieu biologique, comme disent les
naturalistes, c'est-à-dire par les influences extérieures qui agissent sur l'être quel qu'il soit, au
point d'en faire changer l'espèce, pensait, à tort,
J. Geoffroy-Saint-Hilaire, et professe encore aujourd'hui Darwin. Mais c'est aller trop loin.

Non, les barrières qui séparent les espèces ont
été jusqu'ici immuables. Cuvier l'a dit avec autorité, et, si la science n'est pas une hypothèse,
Cuvier a raison.

Toutefois, si les influences climatériques ne vont
pas si loin, si les constitutions humaines résistent
plus que ne le pensent certains savants aux constitutions et actions climatériques, il ne s'ensuit pas qu'il
n'y ait conflit, blessures et trop souvent blessures
mortelles faites par des agents cachés qui nous entourent, nous pénètrent et nous harcèlent de tou-

tes parts, et, partant, d'autant plus redoutables.

Heureusement, quand on connaît ses ennemis on est moins à leur merci. Or, le devoir étroit de l'hygiène est de les démasquer et de nous en défendre.

Mais le danger n'est pas seulement au dehors, il est très souvent en nous, et c'est en nous observant nous-mêmes que nous maintiendrons notre santé.

Les armes défensives qu'elle réclame sont indiquées par notre constitution même.

En effet, prise en général, elle est, avons-nous dit déjà, éminemment impressionnable aux causes physiques et aux causes morales.

Vulnérabilité qui doit nous rendre prudents à tous égards et vigilants sur tout ce qui peut exciter, exalter ou blesser notre double et vive impressionnabilité.

Je signale les dangers auxquels nous expose notre sensibilité morale, parce qu'elle compromet trop souvent notre santé physique, sacrifiée même, quelquefois, aux écarts de notre imagination, et que nous altérons ainsi, du même coup, la santé du corps et celle de l'esprit, c'est-à-dire la vie elle-même.

Que des enfants s'oublient dans leurs jeux ; que

9

des femmes maladives soient victimes de leur dévoûment ou de leur propre incurie, c'est chose
regrettable et plus ou moins pardonnable; mais
qu'un père, qu'un époux, qu'un homme ayant la
responsabilité consciente de sa conservation et la
conscience de la responsabilité des intérêts qui lui
sont confiés, déroge légèrement aux lois morales
de l'hygiène, c'est plus qu'une faute : c'est un
manquement à tous ses devoirs.

On peut réduire à deux grandes catégories les
entraînements de notre constitution particulière :

Excès de travail ou de plaisirs physiques me-
naçant les muscles extérieurs, les articulations et
les viscères, soit de refroidissements plus ou moins
inflammatoires, soit d'épuisements plus ou moins
directs ou indirects, aigus ou chroniques; oublis
du corps et de l'âme, ou dévoûments aveugles
portés au delà du devoir et n'aboutissant qu'à des
sacrifices inutiles.

Or, je le répète, encourageons les dévoûments
utiles et corrigeons les entraînements, quels qu'ils
soient, par la raison qui tempère tous les excès et
qui est le ministre et l'interprète de l'hygiène,
partant la sauvegarde de la santé. La tempérance
doit s'imposer aux devoirs portés à l'excès comme
aux excès proprement dits eux-mêmes.

Chaque profession a, pour ainsi dire, ses bons

et mauvais penchants : une pente qui conduit à la santé, une autre à la maladie. Personne ne l'ignore. Je n'ai donc besoin que d'éveiller sur ces points votre attention.

Permettez-moi maintenant de jeter les yeux sur la constitution de notre sol.

Il suffit d'avoir vécu dans notre pays pour savoir que nous marchons sur des roches plus ou moins siliceuses, généralement peu couvertes de leurs propres débris ou de détritus végétaux. On comprend, en raison de la nature et de la température du granit qui nous porte, que les vapeurs atmosphériques, surtout aux confins des saisons, se condensent aisément, en vertu des lois hygrométriques, nous enveloppent de brouillards, nous couvrent de rosée; que les réservoirs temporaires et mobiles de l'atmosphère nous inondent et alimentent les réservoirs permanents creusés dans les flancs de la terre.

Je n'ai pas à examiner les avantages agricoles et autres résultant de ces rapports de la constitution de notre sol avec celle de l'atmosphère, mais il est du devoir de l'hygiène de dénoncer les dangers que fait courir à notre santé l'humidité dont je parle.

Je rappellerai à chacun combien il importe de se vêtir et de s'alimenter suivant, non-seulement les saisons, mais suivant les jours et les heures.

Que vous sortiez d'un appartement chaud en hiver, ou bouillant d'un travail quelconque, couvrez-vous, protégez-vous contre le froid extérieur. A plus forte raison, ne vous oubliez pas à la fraîcheur, ne fût-ce que peu de temps, quand les fonctions de la peau sont en pleine activité.

Les aliments sont en quelque sorte nos vêtements intérieurs; aussi bien les mêmes règles leur sont-elles applicables. Nourrissez-vous selon la saison; la faim, d'ailleurs, est plus vive en hiver qu'en été : écoutez la voie de l'instinct. Il faut entretenir le feu vital, comme celui du foyer en hiver, par une alimentation substantielle; en été, au contraire, nous sommes alimentés et vêtus pour ainsi dire par le soleil. Aller contre ces lois, c'est nier l'évidence, et pratiquer le contraire, c'est faire la guerre à sa santé. — L'hygiène des habitants du Nord et du Midi, touchant les points qui nous occupent, nous montrerait ce que nous devons faire, si nous ne voyions, après un peu de réflexion, que, vivant sous un climat mixte, notre hygiène doit être mixte.

Mais ce n'est pas aux époques où le soleil est au milieu de sa carrière qu'il importe le plus d'être en harmonie avec le calorique qu'il nous envoie; c'est lorsqu'il semble s'arrêter dans sa course, aux solstices, aux aurores des saisons nouvelles et aux crépuscules de celles qui disparaissent; quand, en un mot, la température et l'humidité atmosphériques et terrestres sont oscillantes, c'est alors, dis-je, qu'il faut se tenir en équilibre au milieu des fluctuations saisonnières et climatériques, comme le marin sur le pont d'un navire agité par les flots.

Ajoutez à ces dangers, pour les habitants des campagnes, les bassins d'eau taris par la soif du soleil d'été, livrant leur limon à la putréfaction et répandant, auprès et au loin, l'empoisonnement qui produit les fièvres de marais ou intermittentes. Ajoutez la vase des ruisseaux endormis dans leur cours et dont les entrailles, comme celles d'un immense serpent livré à la corruption, bouillonnent de gaz hydro-carbonés qui soulèvent des exhalaisons dont on ignore la nature, mais dont on connaît trop les funestes effets.

Voilà pour les maux qui viennent de la terre, et que l'hygiène éloigne en en desséchant les foyers; foyers pestilentiels qui entourent les maisons de la plupart des habitants des campagnes; foyers dont les émanations pénètrent leurs demeures et les empoisonnent pendant les heures des repas et durant leur sommeil; germe surtout funeste aux pauvres enfants qui vivent constamment dans cette atmosphère, qui ne lavent pas leur sang au grand air des champs, enfants qui sont lentement étiolés par le *venin* de la terre, pour emprunter aux paysans cette expression énergique. Je ne ferai pas le tableau des fièvres chroniques. Il est presque identique à ceux que les peintres nous ont donnés de la *Mal' aria des Marais-Pontins*. Malheur aux hommes qui s'endorment sous un toit entouré de tels dangers, qui s'endorment, dis-je, alors même que la fièvre décime autour d'eux et ravit, quelquefois en un jour, les objets qui leur sont les plus chers!

Les fumiers des villages, livrés en litière aux passants, sont, pour le village tout entier, aussi funestes que l'ombre du *mancenillier*. Vous le voyez, il y a loin des pastorales chantées par les poètes à la réalité ! N'est-il pas triste de voir souffrir et mourir tant de victimes d'erreurs d'hygiène si faciles à corriger?

Vous signaler les variations célestes et terrestres, c'est vous faire pressentir combien de maux en découlent, et vous indiquer d'avance les moyens de s'en préserver.

Il est évident que celui qui se nourrit au printemps comme en hiver, alors que les besoins dont j'ai parlé ne sont plus les mêmes, court aux embarras de l'estomac et de l'intestin, qu'il se trompe autant que s'il portait, en juin, ses vêtements de janvier. Les anciens se purgeaient, pensaient-ils, au printemps, en mangeant des salades, et s'en trouvaient bien. — Les purgatifs sont des remèdes et supposent des maladies ; ils ne sont utiles, par conséquent, que lorsque l'hygiène est insuffisante. Mais ces vieux usages étaient hygiéniques : pendant qu'on croyait se purger, on s'acclimatait au printemps, on se rafraîchissait.

Rappelons - nous et mettons en pratique ces vieilles et bonnes traditions. Les animaux qui, à défaut de tradition, possèdent l'instinct, ne commettent pas les erreurs contre lesquels nous devons nous prémunir.

Il est inutile de tracer l'hygiène alimentaire des diverses saisons ; vous en avez la clef. Celle des vêtements et des professions est analogue ; elle se résume en ces mots : maintenez l'équilibre des forces physiques et morales par des vêtements et aliments proportionnés, en quantité et en nature, aux besoins individuels.

L'hygiène ne se borne pas à indiquer *le mieux* et à laisser suivre *le pire*. Son devoir est de prévenir le mal et d'en éloigner, en le montrant dans sa nudité et dans toute sa laideur.

Or, le mal le plus grand qui s'impose à l'hygiéniste dans nos villes est le mal de l'alcool. Je dis qu'il est le plus grand, je devrais peut-être dire qu'il est le seul, tant il est fécond, tant il a de parenté avec la plupart des maux dont souffre le corps social.

L'ivresse et l'ivrognerie sont des accidents et des habitudes toujours regrettables, et dont les conséquences directes ou éloignées sont plus ou moins déplorables.

Mais l'alcoolisme, l'état habituel d'une personne qui est sous la puissance de l'alcool, cet état, dis-je, n'appartient plus à l'hygiène.

Il ne s'agit plus alors d'infractions à la morale et des peines qu'inflige la conscience et l'opinion publique, mais d'aberrations mentales qui sont un danger pour la société, et que les asiles spéciaux et la justice se disputent le devoir de réprimer.

L'ouvrier, digne de ce nom, qui fait œuvre de ses mains et œuvre de son cœur, qu'il soit, en qualité de père ou de fils, assis au foyer de la famille, s'il y porte le fruit de son travail, il goûte et fait partager les plaisirs et les joies qui, seules, peuvent dissiper les fatigues et retremper les forces morales et physiques. — L'aisance et l'affection unissent et fortifient tous les membres de ce corps, où circule un même sang, et qui ne peut être en santé, c'est-à-dire heureux, qu'autant que des sentiments harmoniques réchauffent et cimentent toutes les parties qui le composent. — Le remords, le mépris et la honte, la misère et la maladie pour

soi et pour les siens, tels sont les fruits de l'ivrognerie et de l'alcoolisme. La satisfaction intime,
l'honneur, le bien-être et la santé, voilà les récompenses certaines de l'hygiène.

Elle affirme avec autorité que la santé parfaite
ou le bonheur ne s'obtiennent qu'en pratiquant la
morale instinctive et universelle, et que, hors de
ces premiers principes, l'homme s'égare et tombe
dans tous les maux du corps et de l'âme.

Si le travail et l'économie étaient bien pratiqués,
que de malheur affreux et innombrables disparaî-
traient ! Combien de pauvres êtres, dont les vêtements et les aliments laissent à désirer, vivent dans des espaces où l'air et la lumière font
défaut, où le chaud et le froid sont en excès et va-
rient comme les saisons ! Combien de maladies
chroniques et d'infirmités résultent de cette priva-
tion plus ou moins grande des éléments indispensables à la vie, et qu'il serait facile de conjurer tant
de misères !

La chlorose, l'anémie, la scrofule et toutes leurs
formes, et toutes les prédispositions fâcheuses qui
en résultent quand les maladies accidentelles s'éta-
blissent sur un sol si bien préparé pour elles, voilà,
sans parler d'hérédité et de conséquences morales,
voilà des maux imposés aux enfants des deux
sexes par l'inconduite de leurs parents, par les ex-

cès qui tarissent toutes les forces et taillent dans l'étoffe du temps le vêtement de tous les deuils.

Ces considérations s'appliquent surtout à une partie de la population des villes. Voyons si l'hygiène est mieux observée à la campagne.

Disons-le tout d'abord, si l'ivrognerie et l'alcoolisme ne sont pas étrangers aux villageois, c'est moins là leur plaie vive que l'incurie, la routine de l'erreur, l'aberration de leurs instincts les plus vifs d'intérêt immédiat, le contre-sens, en un mot, de leur nature et de leurs plus belles et meilleures qualités.

Ils perdent leur temps, le fruit de leur travail, leur santé et leur vie, quand ils pourraient être plus riches et mieux portants.

Je vais m'expliquer :

Jetons d'abord un coup d'œil sur leurs maisons, leur voirie, leurs champs; nous verrons après s'ils sont nourris et vêtus comme ils peuvent l'être ; s'ils travaillent dans des conditions favorables ou nuisibles à leur santé. Les conséquences qui résulteront de cette étude couleront d'elles-mêmes.

Non, il n'est pas raisonnable et excusable, quand l'espace ne manque pas; sous aucun prétexte (celui de l'impôt des portes et fenêtres serait plaisant s'il n'était ridicule et dangereux), je le répète, non, il n'est pas admissible qu'on construise des habitations humaines où l'humidité du sol et des murailles, l'absence d'air et de lumière rappellent plutôt des celliers que des logements destinés à abriter de nombreuses familles, à les abriter vainement du froid, tant elles sont mal closes, et à leur donner l'été la fraîcheur sans danger. Représentez-vous des hommes couverts de sueur, revenant des fauches ou de la moisson, et se reposant au sein de l'humidité de leurs habitations !

Que de fièvres, de refroidissements, de douleurs ou de maux plus graves, contractés par la trop froide température de ces maisons pendant l'été !

Je signale en passant les inconvénients de ces constructions pour la petite famille qui s'étiole, quand elle devrait avoir les avantages de l'air pur et de la lumière abondante dont manquent trop les habitants des villes.

Supposons que l'économie mal entendue explique, si elle ne les justifie, de telles erreurs. Mais pourquoi entourer les maisons d'immondices ? pourquoi transformer la voirie en fosse à fumier ? pourquoi laisser baigner dans des liquides en putréfaction les pieds des habitations et des gens, et les animaux eux-mêmes dans leurs étables ?

L'économie, je le répète, inspirerait ces habitudes, qu'elles seraient condamnées par l'hygiène. Mais c'est au nom de l'économie la plus évidente,

avec l'autorité de l'agriculture la mieux éclairée,
que nous dirons après Boussingault et tant d'autres : Recueillez dans des fosses spéciales les égouts
de vos étables ; vous achèverez la fermentation des
litières en les disposant par couches et les arrosant
avec les liquides les plus propres à cet effet ; vous
assainirez les lits de vos animaux, votre bétail,
votre voirie, vos maisons, et vous pourrez rendre
à la terre ce qu'elle attend, pour transformer en
riches récoltes le grain que vous lui aurez confié.

Mais il n'en est pas ainsi. Tout fermente dans les
étables et devant les habitations, et les émanations
qui y pénètrent surprennent, jusque dans leur
sommeil, non-seulement les travailleurs, mais leur
jeune famille, qui est empoisonnée par le venin de
la fièvre. Au lieu de voir se développer de beaux
et forts enfants, on ne voit que trop souvent leur
chair pâlir, leur ventre se distendre par la rate
tuméfiée ; leurs os se recourber, ramollis par le
rachitisme ; l'intoxication paludéenne devenir en-
démique et chronique, c'est-à-dire une lente et
triste dégénérescence abâtardir notre type, réduire
notre taille et nos forces, en un mot, tout l'être
sacrifié ou livré au fléau de l'incurie.

Encore, je le répète, si, comme dans certaines
industries plus ou moins malsaines ou dangereu-
ses, le produit répondait en partie au sacrifice de

la santé; mais dans le cas qui nous occupe, il n'y a pas de compensation : le mal est partout. Avec la santé, la fortune publique est compromise.

En effet, l'eau et le vent, ces deux grands balayeurs, ces deux organes naturels de l'hygiène des campagnes, emportent, mais trop lentement, sous forme de poussière, ou entraînent dans les ravins et les ruisseaux ces matières qui renferment, pour ainsi dire endormie, la vie animale.

Odeo metaphoras in naturalibus : Je hais les métaphores dans les sciences naturelles, disait avec raison Van Helmont. Or, quand je parle du sommeil de la vie, je dis qu'en réalité, de même que nos aliments contiennent la substance de la vie, et que nous sommes analogues à ce qui l'entretient, *sumus de quibus vivimus;* ainsi la plante s'alimente de l'engrais que contient la terre et des éléments qui sont propres au sol, éléments organiques et inorganiques dont se compose la plante, et qui atteignent leur perfection, au point de vue économique, dans le grain. Donnez donc à la terre ce que vous abandonnez au vent et à la pluie, et elle vous le rendra en aliments. Mais n'oubliez pas que si la terre est juste, elle est inexorable; que ses entrailles sont froides et arides quand elles ne sont pas fécondées par l'intelligence et le travail.

Comme une mère, la terre récompense le travail

et corrige l'ignorance et la paresse : elle donne du grain contre de la sueur ; mais comme elle est la logique, en même temps que la justice, elle rend de maigres récoltes quand elle n'a pas été engraissée. Elle réclame pour ses guérets ce qu'on abandonne à la voirie, et on ne l'écoute pas !

Mais je n'ai indiqué qu'une partie des maux faciles à éloigner, dont souffrent les villageois. Je passe les divers travaux, si souvent mêlés d'inquiétude, des labours et des semailles.

Je quitte les prés, qui boivent l'hiver et l'été, pendant les fauches et pendant les irrigations, la sueur froide ou chaude de l'homme des champs.

Je le prends le dard ou la faucille à la main, au moment de la récolte, au moment où il recueille le fruit de ses fatigues et de ses préoccupations d'une année, et au moment où, par erreur d'hygiène, il s'expose aux plus cruelles déceptions.

Si les paysans profitaient des rudes leçons que leur inflige la maladie, ils seraient plus hygiénistes. Pourquoi oublient-ils si vite que celui-ci a contracté une fluxion de poitrine ou une pleurésie en se désaltérant imprudemment à une source d'eau vive, alors qu'il était en sueur !

Ils s'illusionnent quelquefois en disant : l'eau de cette fontaine ne fait jamais de mal, et condamnent, comme dangereuse, telle source à laquelle a bu un voisin ou un ami que l'on a connu, que l'on nomme et qui n'est plus.

Illusion et erreur : il n'est pas d'eau privilégiée à ce point qu'on puisse, sans danger, en boire à sa soif quand le corps est en sueur, surtout si l'on se repose et se couche par terre après s'être désaltéré. Que de fois cette imprudence a creusé la tombe de ceux qui l'ont commise!

Les idiosyncrasies ou dispositions particulières de Pierre ou de Paul, les précautions surtout après boire, voilà les raisons véritables des effets différents des eaux vives prises imprudemment.

Il y a des fontaines, dit-on, qui donnent les fièvres : ce n'est pas étonnant quand on s'y prête; mais pendant qu'on évite celle-ci, on court quelquefois à une autre qui donne une maladie du ventre ou de la poitrine.

Boire de l'eau froide intempestivement et avec intempérance, se coucher et se refroidir sur la terre quand on est en moiteur, sont des erreurs d'hygiène qui, quoique très souvent commises, ne sont ignorées de personne. Mais beaucoup de gens pensent, à tort, qu'on peut se désaltérer impunément, et avec toutes sortes de liquides, pendant les travaux des fauches ou de la moisson.

Or, celui qui boit de l'eau en travaillant au

soleil la rend presque aussitôt après sous forme de sueur, et, pour tout avantage, éprouve la fatigue qui accompagne constamment la sueur, et l'appesantissement qu'entraîne toujours une grande quantité de liquide qui pénètre dans les vaisseaux sanguins, les tend, comprime le cerveau et affaiblit ainsi l'énergie du corps et de la volonté. Qu'on boive du vin ou de l'eau rougie, voire du cidre, quand, rentré chez soi, la sueur est tombée, et qu'aux boissons on mêle des aliments solides, c'est fort bien; mais prendre un liquide quelconque, de l'eau pure et même de l'eau-de-vie, lorsqu'on est livré à un travail fatigant, c'est folie.

Le coup de fouet de l'alcool ne dure pas; il est bientôt suivi de prostration, et il porte à la tête et aux poumons le sang que le travail physique y fait affluer surabondamment.

Il en est de même du tabac.

Travailler entre ses repas, lorsque la digestion est à peu près achevée, et n'user ou plutôt n'abuser de rien hors de ces heures de réparations, tels sont les conseils de l'hygiène.

Elle se préoccupe plus encore des laborieux habitants des campagnes; elle voit, avec regret, que leurs vêtements ne sont pas assez en harmonie avec le climat, la saison, les heures et le moment, le travail et le repos. Elle éveille leur attention afin qu'ils puissent se prémunir, chose si facile, contre des refroidissements surtout qui, le matin et le soir, au sortir du lit ou du travail, les menacent des maux divers que nous avons énumérés, tels que fièvres inflammatoires ou non, rhumatisme à siéges et à formes divers, inflammations de poitrine, flux du ventre, affections, en un mot, plus particulièrement communes dans notre pays.

En somme, observer les soins de propreté sur soi et autour de soi, faire pénétrer l'air et le soleil dans les habitations, éloigner des demeures les foyers immondes d'infection dont nous avons parlé, se préserver au dehors des intempéries et des imprudences signalées, donner à la famille et aux enfants surtout la part légitime et nécessaire du bien-être, faire pour soi et pour tous ce que réclament le droit et l'intérêt absolu de chacun, tels sont les enseignements si utiles et si faciles à pratiquer que nous adressons aux habitants des campagnes.

S'ils diffèrent en quelques points, ceux qui s'adressent aux habitants des villes ne sont ni moins importants, ni plus difficiles à observer.

Nous sommes, grâce à nos maisons agglomérées et au site ordinairement bien choisi de nos cités; nous sommes, grâce aussi à nos professions, moins exposés que ceux qui vivent et travaillent en plein air, livrés aux vicissitudes atmosphériques et aux dangers qu'elles font courir.

Toutefois, qu'on n'oublie pas que l'atelier, le coin du feu de celui qui coule une vie physiquement moins occupée, préparent, si on n'y pense et si on ne se prémunit, préparent, dis-je, des accidents analogues à ceux qui attendent celui qui a pris chaud dehors et s'est laissé refroidir au grand air. — Dans les deux cas, il est imprudent de se livrer bouillant à la froidure.

Nos maisons sont nos prisons, dit un proverbe vulgaire; s'il en est ainsi, construisons-les selon l'hygiène; demandons-nous, avant d'en exécuter le plan, si les poumons trouveront dans cette pièce où doivent coucher deux, quatre, quelquefois six personnes, de l'air assez abondant et assez pur pour respirer, toutes portes et fenêtres closes, pendant une longue nuit d'hiver. Très généralement, nous nous asphyxions, lentement il est vrai, dans nos demeures; mais si la mort immédiate n'en est pas la conséquence, la pâleur de l'anémie et de la chlorose, le teint que prennent les plantes privées d'air et de lumière, si je puis parler ainsi, l'affaiblissement progressif qui arrête le développement de la taille et des forces, et suscite le réveil des mauvais levains, des prédispositions morbides physiques et morales, la dégénérescence de l'in-

dividu et de sa postérité, telles sont les conséquences de notre ignorance ou de notre incurie.
On ne saurait accuser la pauvreté d'habiter dans de
telles conditions et d'augmenter ainsi le nombre et
l'intensité de ses misères. Mais l'hygiène signale à
la vigilance administrative les maisons ou mal con-
struites ou mal habitées, et j'entends par là les
logements où il n'y a pas proportion entre le cube
d'air respirable et le nombre des personnes qu'ils
renferment. L'hygiène doit signaler surtout à chacun, riche ou pauvre, combien est indispensable la
propreté et, partant, combien sont nuisibles les
exhalaisons de déjections qui séjournent toujours
trop longtemps dans les appartements ; habitudes
antihygiéniques, si communes cependant, que je
ne saurais trop insister sur leurs fâcheux effets. Il
est, dit-on, beaucoup de maisons qui n'ont même
pas les fosses nécessaires pour recevoir les immondices, et il paraît que nos têtes et nos poumons
seront toujours et fatalement menacés de ces abo-
minations. Je ne sais jusqu'où peut, mais je dis
jusqu'où doit aller l'hygiène dans notre ville. Il est
du droit de tout habitant d'exiger ce qui est indispensable aux nécessités de la vie, et, s'il est du
devoir de tout propriétaire de satisfaire aux besoins
impérieux et légitimes des personnes qu'il prend
l'engagement d'abriter et de défendre des injures

du dehors, il ne saurait y avoir d'exception pour les causes matérielles d'infection au dedans. Il y a là un danger aussi grand, il me semble, qu'à laisser sans contrôle la vente des choses alimentaires. L'hygiène publique doit veiller, surtout et d'abord, sur l'air que nous respirons, ensuite sur nos aliments solides et liquides, offrant ainsi à l'hygiène privée les éléments salutaires dont elle a besoin.

Quand l'hygiène publique est bien observée, que l'industrie et la profession, quelles qu'elles soient, sont éclairées sur les dangers qui pourraient altérer la santé et sur les moyens de les éviter, reste l'hygiène personnelle et individuelle, celle qui devient de la morale. L'hygiène morale est, en effet, le seul et dernier remède aux maux et aux malheurs résultant de l'oubli des intérêts les plus étroits et des devoirs les plus sacrés, ceux qu'impose la nature à tout homme, et ceux qu'on a fait serment d'observer.

Il n'est que trop vrai que les maux physiques et moraux, que la double dégradation du corps et de l'âme, que le dégoût, la paresse, l'indélicatesse qui devient une sorte de nécessité quand on est en face de dettes contractées et qu'on ne peut acquitter; que la misère prochaine ou présente, la misère et la maladie, sans défense, pour soi et pour les siens; que ces horizons honteux et affreux ont pour cause plus ordinaire l'abus des alcooliques et la triste camaraderie qui les provoque et cherche à s'étourdir, mais que fuit la gaîté, laquelle est le parfum des plaisirs honnêtes et légitimes.

Le cœur se serre à la pensée que des milliers d'êtres innocents souffrent des erreurs de personnes bonnes au fond, affectueuses même et capables de dévoûment, de personnes livrées à l'habitude de l'alcool, livrées, dis-je, bénévolement au monstre, cent fois plus redoutable que celui de Crète auquel il fallait un nombre déterminé de victimes, tandis que celui-là voit augmenter chaque jour le nombre des siennes, et chaque jour fait varier les formes des supplices qu'il leur inflige.

Il fut un temps où le dernier pas de l'ivrognerie était le ruisseau. Aujourd'hui, l'eau-de-vie conduit toujours au mépris, et quelquefois à Naugeat ou à la prison.

Les peintres flamands nous montrent la famille sous un autre aspect, et je voudrais que les tableaux dont je parle fussent dans toutes nos maisons et nous rappelassent où est et où doit être cherché le bonheur, surtout après le travail. On voit presque toujours, autour d'une table d'où s'élèvent des vapeurs appétissantes, les grands parents, près d'eux leurs grands enfants entourés eux-mêmes de leur progéniture ; les nourrissons prennent part au repas et l'égayent de leur sourire; le chien, symbole de la sincérité et de la fidélité, a son museau appuyé sur le bord de la table; tout le monde est là, rayonnant la joie avec l'affection, foyer composé d'autant de rayons qu'il y a de cœurs sous le toit.

Voilà ce que nous représentent, dis-je, les peintres flamands : ce serait à en être jaloux; mais nous pouvons mieux faire en réalisant ce tableau.

J'offre, au nom de l'hygiène, ces conseils sommaires, persuadé que la vérité doit être toujours proclamée, et que sa semence n'est jamais stérile. Il n'est pas de sol moral, si j'ose ainsi parler, qui ne puisse devenir un fonds capable de la nourrir et de la développer.

L'homme pèche souvent par entraînement, mais aussi par ignorance; mais la vérité dissipe l'ignorance et, mieux qu'aucune habitude, elle entraîne les cœurs honnêtes. Elle sait les charmer de mille manières, promet et donne mille récompenses; elle les subjugue surtout par la comparaison de sa beauté éclatante avec la beauté mensongère des plaisirs qui ont pour complices les ténèbres, et qui ne sauraient s'avouer sans rougir à la simple lumière de la conscience.

En résumé, guerre aux *venins de la terre*, et guerre aux poisons alcooliques plus dangereux encore, parce qu'ils altèrent, plus que les miasmes, le moral, et que leur funeste influence se transmet par l'hérédité.

Autrefois l'humanité, entourée de fléaux de toutes sortes, célébra sa victoire en chantant, par la bouche de ses poètes, les travaux d'Hercule.

La lutte que doit livrer l'homme aux dangers matériels est incessante, et nous venons d'indiquer avec quelles armes nous devons combattre aujourd'hui les monstres ou maladies qui menacent la santé et la vie.

Mais les monstres les plus redoutables que je vous ai signalés ne sauraient être atteints par la massue d'Hercule : ils ne peuvent tomber que sous les traits d'Apollon, c'est-à-dire de la science.

Je ne ferai pas, en finissant, une invocation à Phœbus, père des artistes et des savants, père d'Esculape et d'Hygie, quoique sous ces noms symboliques se cache le double foyer de la lumière littéraire, artistique et scientifique, et, sous le nom d'Hygie, la science même qui nous occupe.

Je ne comparerai pas, malgré l'analogie, l'hygiène à cette aiguille, éclairée par la science, qui pénètre dans l'obscurité de l'œil, voilé par la cataracte, et en fait jaillir la lumière.

Si vous me permettez de peindre, par une image, la pensée que j'ai essayé d'exposer aujourd'hui, je vous dirai que l'hygiène m'apparaît, tenant à la main le prisme du *devoir* que traversent, comme autant de rayons, la *tempérance, la propreté et le travail*, pour s'unir en un faisceau unique, le faisceau du BONHEUR !

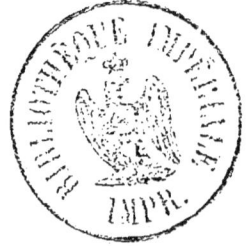

FIN

Limoges, typ. CHATRAS et Cᵉ.

OUVRAGES DU MÊME AUTEUR

~·~

Histoire *de la Syphilis*, des nouveaux-nés et des enfants à la mamelle; couronnée par la *Société des Sciences médicales et naturelles* de BRUXELLES.

Histoire *de la Folie instinctive*, couronnée par la *Société impériale de Médecine* de BORDEAUX.

Histoire *théorique et pratique de la Fièvre typhoïde*, couronnée par la *Société impériale de Médecine* de BORDEAUX.

J.-B. Van-Helmont, HISTOIRE *critique de ses œuvres, et influence de ses doctrines sur la science et la pratique de la Médecine jusqu'à nos jours*, couronnée par l'*Académie royale de Médecine* de BELGIQUE.

BIBLIOTHEQUE NATIONALE DE FRANCE

3 7531 03988283 3